JN225606

腎疾患の移行期医療支援ガイド
－IgA腎症・微小変化型ネフローゼ症候群－

編集
厚生労働科学研究費補助金難治性疾患等政策研究事業（難治性疾患政策研究事業）
難治性腎障害に関する調査研究班

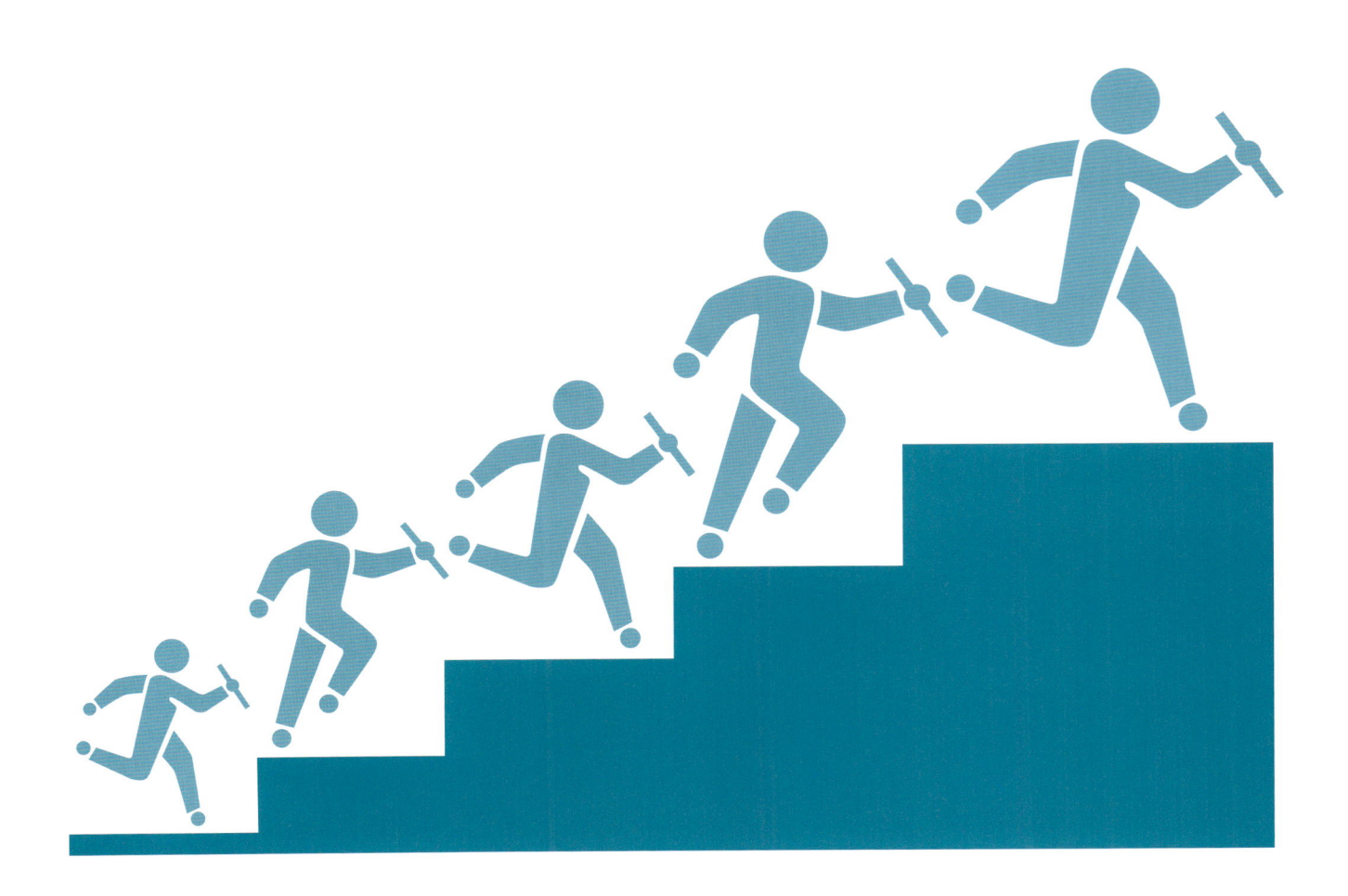

東京医学社

厚生労働科学研究費補助金難治性疾患等政策研究事業（難治性疾患政策研究事業）
難治性腎障害に関する調査研究班
「腎疾患の移行期医療支援ガイドーIgA腎症・微小変化型ネフローゼ症候群ー」作成委員会

研究代表者

成田一衛 （新潟大学大学院医歯学総合研究科腎・膠原病内科学）

研究分担者

服部元史 （東京女子医科大学腎臓小児科）

岩野正之 （福井大学医学部腎臓病態内科学）

研究協力者

芦田　明 （大阪医科大学小児科）

石倉健司 （北里大学医学部小児科学）

井上　勉 （埼玉医科大学腎臓内科）

後藤芳充 （名古屋第二赤十字病院小児腎臓科）

小松康宏 （群馬大学大学院医学系研究科医療の質・安全学）

佐古まゆみ （国立成育医療センター臨床試験推進室）

重松　隆 （和歌山県立医科大学腎臓内科）

杉山　斉 （岡山大学大学院医歯薬学総合研究科血液浄化療法人材育成システム開発学）

寺野千香子 （東京都立小児総合医療センター腎臓内科）

中西浩一 （琉球大学大学院医学研究科育成医学(小児科)講座）

西尾妙織 （北海道大学病院内科学Ⅱ）

幡谷浩史 （東京都立小児総合医療センター総合診療科・腎臓内科）

藤元昭一 （宮崎大学医学部血液・血管先端医療学）

本田雅敬 （東京都立小児総合医療センター）

三浦健一郎 （東京女子医科大学腎臓小児科）

向山政志 （熊本大学大学院生命科学研究部腎臓内科学）

吉矢邦彦 （原泌尿器科病院腎臓内科）

査読学会

日本腎臓学会

岡田浩一 （埼玉医科大学腎臓内科）

日本小児腎臓病学会

杉本圭相 （近畿大学医学部小児科）

腎疾患の移行期医療支援ガイド −IgA腎症・微小変化型ネフローゼ症候群−
巻頭言：日本腎臓学会

　小児期に発症した疾患を抱えながら成人に至っても小児科で診療を受けている患者は，かつて“キャリーオーバー”と呼ばれ，特殊なケースとして扱われることが多かったが，医療の発達・普及に伴い増加している。このような患者に対応する医療体系整備の必要性から，腎疾患領域の難病班（2014 〜 2016年度厚生労働科学研究費補助金難治性疾患等政策研究事業（難治性疾患政策研究事業）難治性腎疾患に関する調査研究班（研究代表者：松尾清一，丸山彰一）では，2015年3月に「小児慢性腎臓病患者における移行医療についての提言」，2016年10月に「思春期・青年期の患者のためのCKD診療ガイド」を発表した。それぞれ，腎疾患全般およびCKDに関して，移行医療の概念，必要性，原則，移行プログラムの基本的な構成と支援などに関して，現状をわかりやすくまとめたものとなっている。

　一方では，多様な腎疾患の個別の病態に適した移行期医療の遂行に参考となる，より実践に即した指針のようなものが望まれると考えられた。そこで，2017年度からの研究班では，移行期医療として最もニーズが高い2疾患，すなわちIgA腎症と微小変化型ネフローゼ症候群に絞って，医療現場で必要となる知見をまとめることにした。これに先立ち，現状把握を目的とするアンケート調査が行われ，また本ガイド作成に関わった小児科と成人診療科の医師らで構成される委員一同で直接議論が行われた。2診療科間（あるいは施設間）では，副腎皮質ステロイドの使い方をはじめとする，少なくとも患者からみれば決して小さくはない違いが存在することが改めて浮き彫りとなった。それぞれの診療科や医療施設で，なかば慣習的に行われてきた医療のどちらがより適切なのか，エビデンスの欠如ゆえに判断する根拠はあまりにも少ない。本書はそのギャップを埋める第一歩として，相互理解を進めるものともなるであろう。

　本ガイドがさまざまな場面で有効に活用されることを念願します。
　御多忙のなか，本書作成に御協力頂いた委員をはじめ，関連学会および事務局の皆様，そして最後になりますが，本書上梓に多大なご尽力を頂いた東京医学社に深く感謝申し上げます。

一般社団法人日本腎臓学会　理事長　　柏原 直樹

厚生労働科学研究費補助金難治性疾患等政策研究事業
難治性腎障害に関する調査研究　研究代表　　成田 一衛

腎疾患の移行期医療支援ガイド −IgA腎症・微小変化型ネフローゼ症候群−
巻頭言：日本小児腎臓病学会

　「腎疾患の移行期医療支援ガイド −IgA腎症・微小変化型ネフローゼ症候群−」が上梓されたこと，小児腎臓病を専門とする小児科医の一人として本当に嬉しく思います。同時に，本ガイド作成にご尽力頂いた皆様に心より感謝申し上げます。

　小児期に発症した慢性腎臓病は，残念ながら小児期に完治することは少なく，成人期を迎えた患者さんは"なんとなく"成人診療科に引き継がれていたのではないでしょうか？　この"なんとなく"に，私自身，本当にこれでよいのだろうかと心配や不安を抱いておりました。

　そのようななか，2013年10月に開催された日本腎臓学会東部学術大会期間中に松尾清一先生にお声をかけて頂き，2014年春からの「厚生労働科学研究費補助金難治性疾患等政策研究事業（難治性疾患政策研究事業）難治性腎疾患に関する調査研究班」の新たな主要研究項目の一つとして「移行」をとりあげて頂きました。また，同時に小児科医のカウンターパートとして岩野正之先生（福井大学医学部腎臓病態内科学）をご指名頂きました。移行期医療は，小児科と成人診療科の相互理解と協調・信頼が必要不可欠であり，松尾先生のご慧眼に敬服するとともに，2014年春から本ガイド作成に至るまで継続的にご協力くださった岩野先生に，この場をお借りして心よりお礼申し上げます。

　本ガイドでは，2014年秋に松尾・丸山班で実施した移行期医療に関する実態調査で患者数が多かったIgA腎症と微小変化型ネフローゼ症候群を取り上げています。両疾患ともに，小児は小児の，成人は成人のガイドラインが公表されてきましたが，2018年秋に成田班で実施された調査では，小児科医は内科医の治療法について，内科医は小児科医の治療法について，それぞれ理解の乏しい現状が改めて明らかとなりました。この小児科医と内科医の治療法の違い（treatment gap）が，小児科から成人診療科へのスムーズな転科を妨げる大きな要因の一つとなっています。本ガイドは，両疾患の治療・管理について，小児科医と内科医の相互理解を深める（treatment gapを埋める）具体的かつわかりやすい内容となっており，臨床現場で大いに役立つものと期待されます。

　さらに，移行期医療を成功させる鍵は，患者自身が病気や治療法を理解し，病気と向き合いながらも充実した社会生活を送れるよう，自立をサポートすることです。本ガイドでは，患者の自立を支援するツールが提供されていることも大きな特徴です。そのため，医療従事者のみならず患者さんにも有用な一冊であると確信しております。

　最後に，本ガイド作成にご尽力頂いた作成委員会の先生方，事務局の皆様，アンケート調査や本ガイドの査読などでご支援・ご指導頂いた日本腎臓学会と日本小児腎臓病学会の先生方，そして迅速かつ丁寧な編集作業をしてくださった東京医学社に，改めて深く感謝申し上げます。

一般社団法人日本小児腎臓病学会　理事長　服部 元史

■ もくじ

第1章　腎疾患の移行期医療支援ガイド − IgA 腎症・微小変化型ネフローゼ症候群 − 作成の背景・目的と使用方法

コラム

第2章　IgA 腎症の治療・管理

コラム

第3章　微小変化型ネフローゼ症候群（MCNS）の治療・管理

コラム

第4章　IgA 腎症とMCNS移行期医療支援ツール

主要略語

ACE	angiotensin converting enzyme	アンジオテンシン変換酵素
ARB	angiotensin II receptor blocker	アンジオテンシンII受容体拮抗薬
BMI	body mass index	体格指数
CKD	chronic kidney disease	慢性腎臓病
Cr	creatinine	クレアチニン
eGFR	estimated glomerular filtration rate	推算糸球体濾過量
GFR	glomerular filtration rate	糸球体濾過量
HBV	hepatitis B virus	B型肝炎ウイルス
HDL	high density lipoprotein	高比重リポ蛋白質
LDL	low density lipoprotein	低比重リポ蛋白質
QOL	quality of life	生活の質
RA	renin angiotensin	レニン・アンジオテンシン
RCT	randomized controlled trial	ランダム化比較試験
WHO	World Health Organization	世界保健機関

第1章 腎疾患の移行期医療支援ガイド
－IgA 腎症・微小変化型ネフローゼ症候群－
作成の背景・目的と使用方法

腎疾患の移行期医療支援ガイド −IgA腎症・微小変化型ネフローゼ症候群− 作成の背景・目的と使用方法

■ 移行期医療とは

移行期医療の背景

医学の進歩により，小児期発症慢性疾患患者の生命予後は著しく改善した。例えば，わが国の1975年の小児期発症慢性心疾患と慢性腎疾患の死亡率（対10万人）は2.84と0.46であったが，2006年にはそれぞれ0.65と0.04へ大きく低下した。この結果，これら慢性疾患を持つ小児患者が成人期に至り，小児科の対象年齢を超えても小児科で診療を受けている実態が問題となり，新しい医療体系が議論されるようになった[1]。

わが国ではこの状況を"キャリーオーバー"と呼んできたが，これは和製英語であり，日本小児科学会から今後は用いない方針が示されている[2]。

移行(transition)の定義

「移行(transition)とは，小児科から成人診療科への転科(transfer)を含む一連の過程(process)を示すもので，小児期発症慢性疾患患者が小児科から成人診療科へ移るときに必要な医学的・社会心理的・教育的・職業的支援の必要性について配慮した多面的な行動計画である」と定義されている[1]。このように，転科は移行の一部のできごと(event)である。

移行期医療が必要な理由

移行期医療が必要な理由として，小児期発症慢性疾患患者が成人後に直面する成人特有の病態・疾患に小児科医が不慣れであることや成人後には小児病棟に入院できないことなど，適切な医療環境の提供における問題があげられる。また，社会的・心理的に未成熟な時期の転科は，ノンアドヒアランスの原因ともなる。さらに，小児期発症慢性疾患患者は，社会心理的（結婚，経済的自立など），教育的（最終学歴など），職業的（就労状況など）アウトカムが満足すべきレベルに達していないことが多い。そのため，患者が能力に見合った教育を受け，職業を持ち，そして経済的に自立できるための支援となる移行期医療が必要である。

移行期医療の動向

2002年に米国小児科学会・米国家庭医学会・米国内科専門医会−米国内科学会から移行期医療に関する提言が発表され[3]，わが国では2014年1月に日本小児科学会から「小児期発症疾患を有する患者の移行期医療に関する提言」が発表された[2]。このように，国内外で移行期医療が大きく注目されている。

■ 腎臓病領域における移行期医療の動向

2011年に国際腎臓学会と国際小児腎臓学会から，小児期発症慢性腎臓病患者の移行期医療に関する提言が発表され，各国の実情に応じた移行期医療の実践が求められた[4]。

わが国では2014年5月から厚生労働科学研究費補助金難治性疾患等政策研究事業（難治性疾患政策研究事業）の難治性腎疾患に関する調査研究（研究代表者：松尾清一，丸山彰一）の主要研究項目の一つとして移行期医療の問題がとりあげられ，移行期医療の啓発，実態調査，そしてガイド作成が進められた[5〜8]。

移行期医療の啓発

わが国における移行期医療の認識と理解はいまだ低く，その啓発と普及が始まったところである。松尾・丸山研究班は，日本腎臓学会と日本小児腎臓病学会の協力を得て，「小児慢性腎臓病患者における移行医療

についての提言」を2015年3月に発表した[5,6]。これは，移行期医療の理解を進める目的で作成され，内容は，1)転科について(3項目)，2)移行プログラムについて(10項目)，3)学会や行政による必要な支援(4項目)からなっている[5,6]。

移行期医療の実態調査

2014年10月に松尾・丸山研究班は，日本腎臓学会，日本小児腎臓病学会，日本小児泌尿器科学会の協力のもと，成人期に達した小児期発症慢性腎臓病患者の成人医療への移行に関する実態調査を実施した[7]。

結果の一部を紹介すると，1)小児科から成人診療科へ転科できない理由は，患者・家族が望まない(42.7%)，小児科医が転科の必要性を感じない・転科を決断できない・転科のきっかけがない(33.3%)が多かった，2)小児医療が中断(一部は終了)したその後，紹介なく成人診療科を受診した理由の24.9%は症候(原疾患の再発や増悪)であった。このように，慢性腎臓病患者が途中でドロップアウトしないような移行期医療の啓発・普及とフォローアップ体制の構築(移行期医療の実践)の必要性が確認された[7]。

また，多種多様な小児腎泌尿器疾患が移行期医療の対象となり得ること，なかでもIgA腎症や微小変化型ネフローゼ症候群の患者数が多いことが明らかとなった。そのため，治療の継続性や整合性を担保する(treatment gapを埋める)小児科・成人診療科・かかりつけ医共通の診療ガイドを作成する必要性が示された[7]。

移行期医療ガイドの作成

松尾・丸山研究班は，上記の調査結果を参考にしながら腎臓病患者の移行期医療ガイドを作成し，「思春期・青年期の患者のためのCKD診療ガイド」として2016年10月に発表した。思春期・青年期に対する移行期医療は多面的な支援が必要である。そのため，このガイドはその点を明確にしたうえで，小児科医と成人診療科医の双方が診る可能性のある思春期・青年期に特化したものとなっている。内容は，移行期医療の概念・意義(2項目)，移行プログラム(13項目)，慢性腎臓病を持つ思春期・青年期の診断・治療・管理(13項目)からなっている[8]。

■ 本ガイド作成の背景

2017年5月からの厚生労働科学研究費補助金難治性疾患等政策研究事業(難治性疾患政策研究事業)の難治性腎障害に関する調査研究(研究代表者：成田一衛)においても移行期医療が継続的な重要課題してとりあげられ，移行期医療のさらなる啓発・普及，移行期医療の実態把握のための追加調査，そして主要腎疾患に対する実践的な移行期医療支援ガイドの作成が進められることになった。

各腎疾患の特徴を考慮した実践的な移行期医療支援ガイドと移行期医療支援ツールを整備する必要性

2017年10月に日本腎臓学会評議員と日本小児腎臓病学会代議員を対象として，上記の「小児慢性腎臓病患者における移行医療についての提言」[5]と「思春期・青年期の患者のためのCKD診療ガイド」[8]の認知・理解・活用に関するアンケート調査を実施した。その結果，これらの認知度と理解度はほぼ良好であったが，活用度は低かった。活用できていない理由の一つとして，移行期医療を実践するために必要な資源(人材，体制，具体的な資材)がないことがあげられた[9]。

人材の確保や体制の整備には，医療社会資源的にハードルが高い。しかし，実践的な移行期医療支援ガイドの作成や移行期医療支援ツールの整備は十分に可能と思われるため，成田研究班では小児期発症慢性腎疾患のそれぞれの特徴を考慮した実践的な移行期医療支援ガイドと移行期医療支援ツールを整備することにした。

IgA 腎症と微小変化型ネフローゼ症候群をとりあげた理由

1. 実態調査

多種多様な小児腎疾患が移行期医療の対象となるが，上記の実態調査でIgA腎症と微小変化型ネフローゼ症候群の患者数が多かったことから[7]，これら2疾患を対象とすることにした。

2. 長期予後

小児IgA腎症と微小変化型ネフローゼ症候群は頻度が高く，下記のように長期予後が楽観視できないため，今回の対象とした。

IgA 腎症

小児軽症IgA腎症の約60％が自然寛解するものの，自然寛解から平均7.6年後に17.5％の症例で再燃が認められたと報告されている[10]。また，小児重症IgA腎症に対する2年間の副腎皮質ステロイド＋アザチオプリン＋ワルファリン＋ジピリダモールの多剤併用療法は長期予後を改善することが報告されているが，2年間の多剤併用療法後に25％の症例で副腎皮質ステロイドの再投与が必要であったと報告されている[11]。これらのことから，小児IgA腎症は軽症例，重症例ともに長期間フォローアップをすることが必要不可欠である。

微小変化型ネフローゼ症候群

近年の報告によると，小児期に治癒せず成人期に達した微小変化型ネフローゼ症候群の割合は約20～50％とされており[12~15]，従来の国際小児腎臓病研究班（ISKDC）からの報告（約10％）[16]より高率である。そして，成人期に達した小児期発症微小変化型ネフローゼ症候群の症例では，副腎皮質ステロイドや免疫抑制薬の副作用である低身長・肥満・骨粗鬆症・白内障・高血圧・無精子症・乏精子症などの合併が多いことが明らかにされている[12~15]。

医療助成制度

小児のIgA腎症と微小変化型ネフローゼ症候群は小児慢性特定疾病に含まれ，基準を満たせば20歳未満までは医療費助成の対象となってきた。一方，20歳以上の患者では3割負担となっていたため高額な免疫抑制薬が経済的な負担となり，免疫抑制薬を中断せざるを得ない患者が一定数存在していた[17]。しかし，2015年7月から一次性ネフローゼ症候群やIgA腎症が指定難病に追加され，20歳以上の患者でも医療費の助成を受給できるようになり，小児期からの治療を継続しやすくなった点からもこの2疾患を対象とすることにした。

■ 本ガイドの目的と特徴

目的

本ガイドは，成人診療科医・かかりつけ医・小児科医の間で共有可能な情報が豊富に含まれており，小児期に発症した思春期・青年期のIgA腎症患者と微小変化型ネフローゼ症候群患者の自立支援と成人診療科へのスムーズな転科支援が本ガイドの主たる目的である。

特徴

1. Treatment gap を埋める

小児と成人では，IgA腎症や微小変化型ネフローゼ症候群に対する治療方法が大きく異なることが，スムーズな転科を妨げる大きな要因となっている[18]。実際，わが国のIgA腎症と微小変化型ネフローゼ症候群のガイドラインの認知度と理解度を小児科医と成人診療科医にアンケート調査をしたところ，小児科医は成人診療科医の治療法について，成人診療科医は小児科医の治療法について，それぞれ理解が乏しい現状が明らかとなった[19]。

そこで，本ガイドではIgA腎症と微小変化型ネフローゼ症候群の治療・管理について，小児科医と成人診療科医・かかりつけ医間の相互理解を深める具体的でわかりやすい内容とした。

2. 移行期医療支援ツールの提供

上記の「思春期・青年期の患者のためのCKD診療ガ

イド」[8]をできるだけ活用しながら，IgA腎症患者と微小変化型ネフローゼ症候群患者に特化した，自立支援と成人診療科へのスムーズな転科のためのツール（患者への病気と治療法の説明文書，移行準備評価チェックリスト，転科時に必要な診療情報，医療費助成制度）を提供した。

■ 本ガイドの使用にあたって

本ガイドは，IgA腎症と微小変化型ネフローゼ症候群を対象に作成した移行期医療支援に関するものである。

2010年に実施した小児腎臓病学会評議員（現：代議員）へのアンケート結果によると，ステロイド感受性ネフローゼ症候群の患者を成人診療科へ転科させず継続して診療するとした小児科医は36%を占め，その理由は副腎皮質ステロイドの使用法の違いであった[18]。また，転科時に患者に治療法の違いを説明しない小児科医が26%，成人診療科医と事前に話し合わない小児科医が66%であり，患者の立場を考慮した移行期医療が必要であると考えられる[18]。これは微小変化型ネフローゼ症候群だけでなく，IgA腎症でも同様の問題があると思われる。

移行期医療では，成人診療科と事前の連携が求められており，患者は少なくとも両科を半年間通院すること[20]や両科の医師が事前に十分な連携を図ること[4]が求められている。紹介するだけでは単なる転科であり，患者が通院しなくなることや小児科に戻って通院を続けることになるため，避けるべきである。両科でしばらく継続して診ること，必要であれば小児科で相談や支援を一緒に行うこと，診療方針の決定は成人診療科で行うことなどを事前に両科で決めておき，患者に説明をしておく必要がある。

本ガイドの第2章・第3章では，主にIgA腎症と微小変化型ネフローゼ症候群の小児と成人の治療法の違いを解説している。これを参考に移行期医療に活用して頂きたい。患者自身が理解していることが重要であるが，診療方針は病院によって異なることも考えられ，転科先の医師と事前に違いを話し合い，患者に伝える必要がある。第4章では具体的なツールを紹介しているが，遅くとも15歳までには保護者でなく患者自身が病気を理解し，転科時には患者自身が病気の診療方針

に関して自己決定権を持てるようにするべきである。そのためには患者がヘルスリテラシー（健康情報を活用する能力）を獲得することが重要であり，そのツールを紹介している。第4章1. では病気と治療法の説明書を記載している。12〜15歳では患者自身へ病気の説明が必要である。第4章2. では移行準備評価チェックリストを記載している。患者自身が自立してから転科することが重要であり，現在何ができていて何ができていないかを患者自身と医療従事者が理解するためのツールである。半年ごとにチェックして頂き，可能であれば移行期医療を理解している看護師が入って患者自身の課題をまとめ，患者と何が課題であるかを共有することも重要である。第4章3. では診療情報の提供にどのような項目が必要かを記載している。なお，全ての疾患に共通した転科時に必要な文書はコラム①に記載している。第4章4. では医療費助成制度について記載している。移行期医療で最も重要とされている良質な医療を継続させるためには医療費の問題が指摘され[3, 4, 20]，患者自身が医療費助成制度を知っておく必要がある。医療費のかかる患者自身が自立するためには，就労で収入を得ることも極めて重要となり，就学や就労支援も早期から行う必要がある。小児慢性特定疾病の自立支援や指定難病の就労支援制度も理解しておく必要がある[21]。

最後に，本ガイドは小児科医と成人診療科医が両方のガイドラインに精通して実践できるようになることを目的に作成されたものではない。小児科医と成人診療科医のそれぞれが円滑に移行期医療を進めるために，患者に双方の治療法とその根拠を説明する助けとなるよう，それぞれの治療・管理の方法や考え方についての理解を深めるツールとしてご利用頂きたい。

1章 文献

1) Blum RWM, et al : Transition from child-centered to adult health-care system for adolescents with chronic conditions. A position paper of the Society for Adolescent Medicine. J Adolesc Health 1993 ; 14 : 570-576.

2) 横谷 進, 他 : 小児期発症疾患を有する患者の移行期医療に関する提言. 日児誌 2014 ; 118 : 98-106.

3) American Academy of Pediatrics, et al : A consensus statement on health care transitions for young adults with special health care needs. Pediatrics 2002 ; 110 : 1304-1306.

4) Watson AR, et al : Transition from pediatric to adult renal services : a consensus statement by the International Society of Nephrology (ISN) and the International Pediatric Nephrology Association (IPNA). Kidney Int 2011 ; 80 : 704-707.

5) 厚生労働省難治性疾患等政策研究事業「難治性腎疾患に関する調査研究」研究班診療ガイドライン分科会トランジションWG, 日本腎臓学会, 日本小児腎臓病学会. 小児慢性腎臓病患者における移行医療についての提言―思春期・若年成人に適切な医療を提供するために―. 日腎会誌 2015 ; 57 : 789-803. および日小児腎臓病会誌 2015 ; 28 : 209.

6) Kubota W, et al : A consensus statement on health-care transition of patients with childhood-onset chronic kidney diseases : providing adequate medical care in adolescence and young adulthood. Clin Exp Nephrol 2018 ; 22 : 743-751.

7) Hattori M, et al : Transition of adolescent and young adult patients with childhood-onset chronic kidney disease from pediatric to adult renal services : a nationwide survey in Japan. Clin Exp Nephrol 2016 ; 20 : 918-925.

8) 日本腎臓学会, 日本小児腎臓病学会 (監修), 厚生労働省難治性疾患克服研究事業難治性腎疾患に関する調査研究班 (編) : 思春期・青年期の患者のためのCKD診療ガイド. 日腎会誌 2016 ; 58 : 1095-1233.

9) 佐古まゆみ, 他 :「小児慢性腎臓病患者における移行医療についての提言」と「思春期・青年期の患者のためのCKD診療ガイド」の認知度, 理解度, 活用度に関するアンケート調査の報告. 日腎会誌 2018 ; 60 : 972-977.

10) Shima Y, et al : Spontaneous remission in children with IgA nephropathy. Pediatr Nephrol 2013 ; 28 : 71-76.

11) Kamei K, et al : Long-term results of a randomized controlled trial in childhood IgA nephropathy. Clin J Am Soc Nephrol 2011 ; 6 : 1301-1307.

12) Fakhouri F, et al : Steroid-sensitive nephrotic syndrome : From childhood to adulthood. Am J Kidney Dis 2003 ; 41 : 550-557.

13) Ruth EM, et al : Children with steroid-sensitive nephrotic syndrome come of age : long-term outcome. J Pediatr 2005 ; 147 : 202-207.

14) Kyrieleis HAC, et al : Long-term outcome of biopsy-proven, frequently relapsing minimal-change nephrotic syndrome in children. Clin J Am Soc Nephrol 2009 ; 4 : 1593-1600.

15) Ishikura K, et al : Morbidity in children with frequently relapsing nephrosis : 10-year follow-up of a randomized controlled trial. Pediatr Nephrol 2015 ; 30 : 459-468.

16) Tarshish P, et al : Prognostic significance of the early course of minimal change nephrotic syndrome : Report of the International Study of Kidney Disease in Children. J Am Soc Nephrol 1997 ; 8 : 769-776.

17) 石森真吾, 他 : 小児ステロイド感受性ネフローゼ症候群患者の成人期における現状と問題点. 日児誌 2013 ; 117 : 90-96.

18) Honda M, et al : The problem of transition from pediatric to adult healthcare in patients with steroid-sensitive nephrotic syndrome (SSNS) : a survey of the experts. Clin Exp Nephrol 2014 ; 18 : 939.

19) 三浦健一郎, 他 : IgA腎症と微小変化型ネフローゼ症候群の診療ガイドラインの認知度と活用状況に関するアンケート調査の報告. 日腎会誌 2019 ; 61 : 51-57.

20) Six Core Elements of Health Care Transition 2.0. Transitioning Youth to An Adult Health Care Provider. https://www.gottransition.org/providers/leaving.cfm (2019.03.28アクセス)

21) 本田雅敬 : 移行期医療に対する学会と行政の役割, 日腎会誌 2018 ; 60 : 1003-1008.

コラム①　成人診療科への転科時に必要な文書

　移行支援では，成人診療科転科の継続した医療のために下記のような文書を持参し，成人診療科側では確認して更新する必要がある。

　米国MCHB（母子保健局）が立ち上げた「Got transition」チームが作成した移行のための主要6要素「Six core elements」では，1）診療情報提供書，2）移行準備状況（移行準備評価シート），3）ケアプランの目標と進捗状況，4）医療（移行）サマリーと緊急時の受診方法，5）自己決定に関して代諾者が必要な場合の法的証明書（日本では不要），6）病状説明書，7）追加情報（患者・家族の社会的，心理的問題）などの文書[5]〜7]は必要な場合に限る]の持参が必要とされている[1]。

　これらをまとめると下記1〜4の文書が必要である。

1.　情報提供書

　情報提供書には，移行プログラムに参加しており準備評価から転科を判断したことを記載する。両科でしばらく継続して診ること，必要であれば小児科で相談や支援を一緒に行うこと，診療方針の決定は成人診療科で行うことを記載する。

　必要であれば，病状説明書として成人診療科側が詳細を知らないであろう疾患（遺伝性疾患，先天性疾患など）を有する場合，病気の症状や予後の説明を記載する。また，追加情報として疾病の告知状況（将来の予後，妊娠や出産の問題，遺伝情報など）について保護者だけか，本人にも伝えているかを加える。さらに，薬歴による副作用などで将来への影響が疑われる場合も記載する。患者の精神・心理的問題，家族の状況（社会的，心理的問題）や患者と家族間の問題，現在または将来の教育・職業の状態や希望も併せて記載する。

2.　移行準備状況

　移行準備評価シート（チェックリスト）で評価し，成人診療科に持参する。転科時に未到達の部分を明らかにし，転科後も成人診療科で評価を継続する。現在のセルフケアの知識や移行準備評価シートから，セルフケア評価シートを作ることが好ましい。これは患者と医療従事者が話し合って共有し，必要なサポートとその到達度を記載する文書である（文献1参照）。作成した場合には持参する。

3.　医療サマリー（移行サマリー）（文献1，2参照）

　患者・家族と共有するもので，患者に記載してもらうのが一般的である。病名，治療歴と現在の治療（手術歴を含む），薬歴と現在の薬，検査値，医療的ケア，アレルギー，妊娠・出産への影響，病院名・主治医，薬局などの連絡先，緊急時の連絡先と必要な対応，保護者の連絡先，受けている保険や小児慢性特定疾病の補助を記載する。可能であれば医療サマリーは15歳以前から患者・家族と共有して患者自身に持たせる。手帳形式にするか定期的に更新するか（例えば6カ月に1回など）は，それぞれの病院で検討する。また，緊急時の対応と緊急時の受診方法も記載する。なお，成人診療科で緊急時の受診方法は新たに更新する。

4.　法定代理人または代諾者（必要な場合）

　わが国と欧米では異なっているが，成人になっても患者が自己決定能力のない場合，特に児童相談所や施設対応になっている場合などは，代理人を明確にした情報を記載する。

文献
1)　Six Core Elements of Health Care Transition 2.0. Transitioning Youth to an Adult Health Care Provider. http : // www.gottransition.org/providers/leaving.cfm
2)　石崎優子，他（編）：成人移行期小児慢性疾患患者の自立支援のための移行支援について．平成26年度厚生労働科学研究費補助金（成育疾患克服等次世代育成基盤研究事業）慢性疾患に罹患している児の社会生活支援ならびに療育生活支援に関する実態調査およびそれら施策の充実に関する研究（主任研究者水口 雅）．2015. 3月.

第 2 章　IgA 腎症の治療・管理

Q1　小児IgA腎症の経過と予後（どのような状態で内科へ転科しますか？）

小児IgA腎症の予後は積極的な治療なしでは不良であるが，1990年代以降の取り組みにより改善傾向にある。しかし，今もなお内科への転科時の状態は多彩である。

● 解説：小児科医から

過去の小児IgA腎症におけるわが国の検討では，発症後15年目において57％の尿所見は正常化しているが，9％は腎不全に進行し，34％は血尿・蛋白尿が持続していた[1~3]。その後尿所見が正常化する症例は少なく，血尿・蛋白尿が持続している症例の多くが将来腎不全に進行する可能性があり，IgA腎症においては早期からの適切な治療の確立が望まれている状況であった。特に，びまん性メサンギウム増殖を示す症例は，腎生検後11年目に36％が末期腎不全に進行しており，予後不良であることから積極的な治療が必要である。一方，微小変化・巣状メサンギウム増殖例であっても蛋白尿が持続する症例は末期腎不全に進行する可能性があり，確実な治療が必要である。

そこで，わが国では小児IgA腎症治療研究会によって1990年から全国の多施設で治療研究が実施され，小児のIgA腎症は発症早期に治療を行えば腎炎の進行を阻止できる可能性が高いことが明らかにされた[4, 5]。わが国では学校検尿による検尿システムがよく整備されており，IgA腎症が早期に発見される。そのため発症早期から臨床試験が実施でき，世界にその成果を発信することが可能である。

わが国での1990年頃からの小児IgA腎症における積極的治療効果を調べるために，小児IgA腎症500例の

腎生存率を1976～1989年と1990～2004年の二つの期間に分けて比較検討された。その結果，1976～1989年に診断された群の腎生存率は，10年で94.0％，15年で80.1％，20年で70.1％であったのに対し，1990～2004年に診断された群では，10年で98.8％，15年で98.8％と有意に差がみられた（p=0.008）。この差は，特にびまん性メサンギウム増殖例において顕著であった[6]。これは，1990年以降にわが国で多剤併用療法やACE阻害薬が積極的に用いられた結果と考えられる。

内科への転科時の状態についてはさまざまなパターンが考えられる。尿所見が完全に寛解している場合であっても，定期的な検尿の実施が望ましい。健常者であっても健診などで定期的に検尿が実施される状況が望ましいため，かつてIgA腎症と診断された人が完全に検尿フリーになることは推奨されない。また，血尿や蛋白尿が持続している場合は内科に転科後も必要であれば腎生検を実施して病理所見を評価したうえで治療方針を決定する。定期的な検尿が腎臓専門医以外で行われている場合は，腎臓専門医と連携を図ることが重要である。腎機能低下がみられる患者の転科においては腎臓専門医の管理が望ましく，進行する場合は適切に腎代替療法を実施し得る環境の確保がなされるべきである。

Q2 発見契機，症状，検査所見，病理所見の特徴は？

発見契機，症状，検査所見について小児科と内科で大きな違いはみられない。病理所見では，メサンギウム細胞増多や管内細胞増多は成人と比較して小児で顕著であるが，メサンギウム基質の増加，間質病変，血管病変は小児に比較して成人でより顕著である。

● 解説：小児科医から

● 発見契機・症状

わが国でIgA腎症は小児・成人ともに最も頻度の高い慢性糸球体腎炎であり，小児の全腎生検症例の約30％を占める[3]。発見契機として，初回腎生検時15歳以下の小児IgA腎症200例の検討によると，腎機能低下・高血圧を伴う急性腎炎症候群またはネフローゼ症候群が22例（11.0％），肉眼的血尿が52例（26.0％），学校検尿などによる無症候性血尿・蛋白尿の発見が126例（63.0％）であったが，発症様式による予後に有意差はなかった[7]。一般に，肉眼的血尿発作は上気道炎に伴って起こることが多い。全例に血尿を認め，円柱も高頻度に認める。

欧米では小児IgA腎症の約80％は肉眼的血尿で発症し，上気道炎に伴う反復性肉眼的血尿がIgA腎症の特徴的な臨床症状であると報告されてきた。しかし，わが国では肉眼的血尿での発症は，小児IgA腎症の20〜30％に過ぎない。これは，わが国の小児IgA腎症の多くが学校検尿で発見されるためであると考えられる[3]。

近年のわが国の検討によると，発症時に急性腎炎症候群を呈するIgA腎症は，新規に診断された小児IgA腎症538例中9例（1.7％）であり，全ての症例が浮腫で発見されていた。また，発症時ネフローゼ症候群を呈するIgA腎症は，新規に診断された小児IgA腎症426例中30例（7.0％）であった[8]。

● 検査所見

小児IgA腎症の約20％で血清IgA値の上昇を認める。血清補体価，抗DNA抗体，ASO値は正常である。

● 病理所見の特徴

IgA腎症の診断には腎生検が不可欠である。さまざまな程度のメサンギウム増殖に加え，蛍光抗体法または酵素抗体法などの免疫組織学的検索により，IgAがメサンギウムにびまん性に最も強く沈着していることで診断される。

光学顕微鏡所見ではさまざまな病変を認めるが，最も特徴的な所見はメサンギウム増殖である。メサンギウム増殖の程度により，①微小糸球体変化，②巣状メサンギウム増殖，③びまん性メサンギウム増殖に分類される。メサンギウム増殖以外に，半月体，ボウマン嚢と糸球体係蹄の癒着，分節性硬化などの巣状糸球体病変を認めることも多い。

小児IgA腎症の病初期は，メサンギウム基質の増加は軽度である。時間の経過に伴い，メサンギウム基質は増加していく。進行例では発症後4〜5年の経過でメサンギウム基質の増加が顕著となり，硬化病変が形成される。メサンギウム基質の増加が顕著となった症例では，治療の有無や内容にかかわらず蛋白尿が持続し，腎病変は進行する。

蛍光抗体法所見では，IgAがメサンギウムにびまん性に最も強く沈着することを特徴とする。IgA以外にも，IgG，IgM，C3のメサンギウムへの沈着も多く見られるが，IgA沈着の程度よりは弱い。

電子顕微鏡所見では，メサンギウムの高電子密度沈着物がほぼ全ての症例で見られる。

小児と成人では病初期の糸球体病変の違いが報告さ れている[3, 9]。メサンギウム細胞増多，管内細胞増多は成人と比較して小児で顕著である。一方，メサンギウム基質の増加，間質病変，血管病変は小児に比較して成人でより顕著である。メサンギウム細胞増多は，小児では蛋白尿と相関したが成人では相関がなく，一方でメサンギウム基質は成人では蛋白尿や腎機能と相関したが小児では相関しないとの報告がある[9]。

● 解説：内科医から

● 発見契機・症状

わが国でのIgA腎症発見の契機は，学校健診や職場健診の検尿で尿潜血・尿蛋白陽性として偶然発見され，無症候性血尿・蛋白尿と臨床診断されるものが大多数を占める。また，発症時期不明のままおそらく血尿・蛋白尿とともに腎障害が進行して高血圧や血液検査異常が出現し，これらが健診などで発見されることが契機となることもある。肉眼的血尿で発見されることもあり，上気道炎を主とする感染が引き金となって発作的に生じる肉眼的血尿が特徴的である。また，急性腎炎症候群やネフローゼ症候群による浮腫が発見の契機となることもあるが，稀である。

● 検査所見

1. 尿検査所見

IgA腎症症例の多くが無症候性血尿・蛋白尿で発症し，検尿異常を契機に腎生検が実施されることからIgA腎症の診断に検尿は必須である。現在の一般的な尿検査において，IgA腎症に特異的な検尿所見はない。「IgA腎症診療指針第3版」[10]では，必発所見として持続的顕微鏡的血尿を，頻発所見として間欠的または持続的蛋白尿（通常，早朝尿の尿蛋白/Cr比0.15 g/gCr以上の尿蛋白量を蛋白尿陽性とする）を認めるとしている。また，偶発所見として肉眼的血尿を呈する。尿検査異常の再現性や持続性を確認するために，尿異常の診断には3回以上の検尿を必要とし，そのうち2回以上は一般の尿定性検査（試験紙法）に加えて尿沈渣の分析も行うこととしている。

2. 血液生化学検査所見

血液検査成績でIgA腎症に必発所見といえるものはない。頻発所見として半数の患者に血清IgA値315 mg/dL以上の高値を認める。また，血清IgA/C3比3.01以上の高値が鑑別に有用な因子の一つとして報告されている。

● 病理所見の特徴

メサンギウムがIgA腎症における組織変化の主体となることは多いが，糸球体ではメサンギウム以外の領域にもさまざまな病変が出現する。また，糸球体のみならず尿細管・間質，血管にも病変は展開する。病理診断はIgA腎症の診断のみならず，腎機能の予後予測としても果たす役割は小さくない。

成人と小児のIgA腎症における病理組織像では，いくつかの相違点が報告されている。メサンギウム細胞増多，管内細胞増多は小児IgA腎症で顕著な一方，メサンギウム基質の増加，糸球体硬化，間質線維化，動脈ないし細動脈硬化などの血管病変は成人に顕著である[9, 11]。糸球体の増殖性変化は小児により強く認め，慢性病変は成人により強く認める傾向がある。これらの違いは加齢による影響のほか，発症から腎生検までの時期を反映している可能性もある。

Q 3　腎生検の適応は？

　小児・成人ともに持続的血尿および蛋白尿を認める場合は，IgA腎症の確定診断と予後予測および治療選択のため，腎生検を考慮する。小児の血尿単独では腎生検の適応がない。成人では尿蛋白単独または顕微鏡的血尿単独の場合，腎生検の適応は患者の性別・年齢・社会的背景などを考慮して患者ごとに検討する。

● 解説：小児科医から

　IgA腎症の確定診断には腎生検が不可欠であるが，腎生検は侵襲の大きな検査であり，メリットとデメリットのバランスを考慮して実施する必要がある。IgA腎症では血尿がほぼ必発である。血尿単独では，腎機能が低下する可能性は低い，積極的治療の必要がない，自然消退する患者が多いなどの理由から，通常，腎生検の適応とはならない。2歳以上で無症候性の場合は，持続的血尿に加え早朝尿の尿蛋白/Cr比0.15 g/gCr以上が3カ月以上持続した場合に腎生検の適応である。ただし，軽症IgA腎症の一部は無治療でも自然寛解することが明らかになっており[12]，患者や家族の意向などにも十分配慮して慎重に決定することが重要である。どのくらいの蛋白尿レベルでどのくらいの期間なら腎生検を待てるかについての明らかな根拠はない。せっかく発見された患者の適切な治療時期を逸しないよう，安易に先送りしないことも肝要である。臨床においては，早からず遅からずのリスクとベネフィットを勘案して，どこかに原則的一線を引かざるをえない。最低限このくらいまでは経過観察を行うという一線が，"持続的血尿に加え早朝尿の尿蛋白/Cr比0.15 g/gCr以上が3カ月以上持続した場合"である。

　小児ネフローゼ症候群では特発性が大部分を占め，その多くが微小変化型であるため腎生検の適応とならないことが多い。しかし，IgA腎症がネフローゼ症候群を呈して発症する場合もあり，明らかな血尿を伴うネフローゼ症候群は顕微鏡的血尿であっても腎生検の適応である[13]。

　そのほかには，浮腫，高血圧，腎機能低下などがみられ急性腎炎症候群を呈し，急性糸球体腎炎が否定的な患者では腎生検を考慮する。発症時に急速進行性腎炎症候群を呈するIgA腎症は稀であるが存在するため，急速進行性腎炎症候群も腎生検の適応である。

● 解説：内科医から

臨床所見の持続的顕微鏡的血尿，持続的蛋白尿，血清IgA高値，血清IgA/C3比高値，上気道炎に伴う肉眼的血尿を総合することでIgA腎症を強く推測することができるが，IgA腎症の確定診断には腎生検が必須である。確定診断とともに，IgA腎症患者の予後予測や治療選択を臨床所見や臨床検査所見のみで判断することは不十分と考えられることから，組織も評価するために腎生検を考慮する。

通常，有意な持続的血尿および蛋白尿を認める場合，急性腎炎症候群，ネフローゼ症候群，肉眼的血尿に伴う急性腎障害後に回復が遅い場合は，積極的な腎生検の適応となる。一方で，慢性腎不全への腎生検は一般に危険であるため施行しないが，腎機能低下が中等度までで腎臓の萎縮を認めない場合は，診断と治療による腎機能回復を期待して腎生検を考慮する。

蛋白尿1～2g/日以下で尿沈渣が軽微な異常のみの腎機能が正常な場合は，腎生検適応の一致した考え方はない。尿蛋白単独では起立性蛋白尿や腎硬化症などの場合があり，この場合は腎生検の有用性が乏しい。しかし，原発性腎炎を疑う尿所見が存在する場合は，蛋白尿1g/日以上で長期予後不良と報告されているため[14～16]，腎生検を考慮すべきである。また，成人では尿蛋白0.5g/日でも長期予後不良になるとする報告もある[17]。近年，尿蛋白を伴う場合は，尿定性検査で2+程度の持続あるいは尿蛋白0.3～0.5g/日以上（尿蛋白/Cr比でも同様）で腎生検を施行することが望ましいとする考えがあり，尿蛋白0.5g/日未満でも腎生検を考慮することがある。

顕微鏡的血尿の場合は無症候性蛋白尿の有無にかかわらず，腎生検の適応は患者の性別・年齢・社会的背景などを考慮して患者ごとに検討する。40歳以上では，尿路系の悪性腫瘍に対するスクリーニングを実施すべきである[18]。顕微鏡的血尿単独の場合，腎生検は確定診断には役立つが治療の方針決定には役立たないため，腎生検の適応は随意となる。経過観察中に蛋白尿や高血圧の出現または腎機能低下の進行を認めた場合は腎生検を実施する。また，糸球体性血尿では，長期予後の推定，Alport症候群や菲薄基底膜病との鑑別などのために腎生検を考慮することがある。

コラム②　転科患者における追跡腎生検の実施基準

初回腎生検と同様に，患者の予後評価や治療選択を臨床所見や検査所見だけで判断するには不十分と考える状態であれば，組織を評価するために腎生検を考慮する。小児科での治療や移行時期の治療内容も加味する必要はあるが，有意な持続的血尿および蛋白尿（特に1～2g/日以上）を認める場合には腎生検による組織評価のうえで，追加治療の有無などを考えたい。尿所見に加え，臨床的に高血圧の出現や腎機能低下の進行を認めた場合も急性増悪が疑われれば（慢性所見としての腎萎縮などがない場合），腎生検の実施を考慮する。

Q 4 重症度分類は？

小児科も内科も，国内版重症度分類とOxford分類を用いて重症度を判定する。国内版重症度分類として，小児科では「小児IgA腎症治療ガイドライン1.0版」を，内科では「IgA腎症診療指針第3版」が用いられている。

● 解説：小児科医から

● 国内版重症度分類

日本小児腎臓病学会は，小児IgA腎症の薬物治療に関して「小児IgA腎症治療ガイドライン1.0版」（現在改訂中）を作成している。このガイドラインでは，IgA腎症患者を臨床的・組織学的な重症度に基づき大きく二つに分類して治療指針を示している。軽症例と重症例の定義を表1に示す。その後，わが国のガイドライン「エビデンスに基づくIgA腎症診療ガイドライン2014」およびそのマイナーチェンジである「エビデンスに基づくIgA腎症診療ガイドライン2017」においてもそのスタイルが踏襲されている。

この二つの分類は，初回腎生検時15歳以下，腎機能正常，腎生検後2年以上経過観察された小児IgA腎症200例を対象に臨床・病理所見と予後の関係が検討された。腎不全進行例を予後不良群とすると，1)初回腎生検時持続性の$1\,g/日/m^2$体表面積以上の高度蛋白尿，2)びまん性(80%以上)メサンギウム増殖，3)半月体形成比率30%以上の症例の予後が不良であった[7]。しかし，この分類におけるびまん性の定義はWHOによるもので80%以上となっており，近年頻用されている50%以上ではない。さらに，メサンギウム増殖のみではなく，半月体形成，癒着，硬化病変も含まれることに留意する必要がある。

表1. 小児IgA腎症の重症度

＜軽症例の定義＞下記の全てを満たすものとする
臨床症状 軽度蛋白尿（早朝尿の尿蛋白/Cr比が1.0未満）
病理組織像 中等度以上のメサンギウム増殖，半月体形成，癒着，硬化病変のいずれかの所見を有する糸球体が全糸球体の80%未満，かつ半月体形成を認める糸球体が30%未満であるもの
＜重症例の定義＞下記のいずれか一つを満たすものとする
臨床症状 高度蛋白尿（早朝尿の尿蛋白/Cr比として1.0以上）
病理組織像 中等度以上のメサンギウム増殖，半月体形成，癒着，硬化病変のいずれかの所見を有する糸球体が全糸球体の80%以上または半月体形成が全糸球体の30%以上であるもの 急速進行性糸球体腎炎症候群を示す例はこのガイドラインの対象ではない

小児IgA腎症治療ガイドライン1.0版より引用

● Oxford分類

2009年にOxford分類(コラム③参照)が発表され[11, 19, 20]，これを受けてわが国では161例の小児のみからなる集団を対象としたvalidation研究によって小児における有用性が検討されている[21]。この検討では，M，E，Tが予後関連因子であったが，Sは有意な予後関連因子でなく，半月体が有意な予後関連因子であった。Oxford分類では有意な予後関連因子ではないとされた半月体が，わが国の検討では一貫して有意である理由の一つとして，わが国では学校検尿で尿異常が早期に発見され，病初期に腎生検が施行されることから半月体形成比率の高い症例が多く含まれることが考えられる[22]。

● 解説：内科医から

● 国内版重症度分類

IgA腎症診療指針第3版[10]では，エビデンスに基づくIgA腎症予後分類の作成を目的に，厚生労働省難治性疾患克服研究事業進行性腎障害に関する調査研究班IgA腎症分科会が主体となり，全国16施設から得られた287例のIgA腎症の解析が行われた。対象の適応基準として，腎生検後5年以上経過観察した症例および透析に移行した症例とされた。病理所見として，細胞性/線維細胞性半月体，全節性および分節性糸球体硬化，線維性半月体の病変が腎予後と関連していた。この四つの病変を有する糸球体の割合で組織学的重症度を4段階に分類した結果，重症度が増すに従い透析導入リスクのオッズ比が有意に高くなった(表2)。臨床的重症度として，尿蛋白と腎機能(0.5 g/日とeGFR 60 mL/分/1.73 m^{2}をカットオフ値として)を用いて3群に分けたところ，透析導入リスクのオッズ比は重症度が増すに従い有意に高くなった(表3)。この組織学的重症度と臨床的重症度を加味することで，低リスク群，中等リスク群，高リスク群，超高リスク群の4群に層別化することが可能となった(表4)。この分類は，組織学的重症度分類，臨床的重症度分類，およびその両者を組み合わせてIgA腎症患者の透析導入リスクの層別化を示しており，臨床応用しやすい。

表2．組織学的重症度分類

組織学的重症度	腎予後と関連する病変*を有する糸球体/総糸球体数	急性病変のみ	急性病変+慢性病変	慢性病変のみ	オッズ比
H-Grade I	0〜24.9%	A	A/C	C	1(Ref.)
H-Grade II	25〜49.9%	A	A/C	C	2.4**
H-Grade III	50〜74.9%	A	A/C	C	5.7**
H-Grade IV	75%以上	A	A/C	C	27.0***

* 急性病変(A)：細胞性半月体(係蹄壊死を含む)，線維細胞性半月体　慢性病変(C)：全節性硬化，分節性硬化，線維性半月体
** p<0.05，*** p<0.001

表3．臨床的重症度分類

臨床的重症度	尿蛋白(g/日)	eGFR(mL/分/1.73m^2)	オッズ比
C-Grade I	<0.5	−	1(Ref.)
C-Grade II	0.5≦	60≦	6.4
C-Grade III	0.5≦	<60	42.5

表4．IgA腎症患者の透析導入リスクの層別化

臨床的重症度＼組織学的重症度	H-Grade I	H-Grade II	H-Grade III＋IV
C-Grade I	低リスク群	中等リスク群	高リスク群
C-Grade II	中等リスク群	中等リスク群	高リスク群
C-Grade III	高リスク群	高リスク群	超高リスク群

低リスク群：透析療法に至るリスクが少ないもの。
中等リスク群：透析療法に至るリスクが中程度あるもの。
高リスク群：透析療法に至るリスクが高いもの。
超高リスク群：5年以内に透析療法に至るリスクが高いもの。

● Oxford分類

わが国では，698例の集団を対象としたvalidation研究によって有用性を検討している。この検討では，小児対象のvalidation研究と異なり，M，S，Tが予後関連因子であったが，Eは有意な予後関連因子ではなかった[23]。また，わが国を含む四つの大規模コホートを合体させた3,096例の集団（年齢35±14歳，細胞性あるいは線維細胞性半月体を有した患者は36％）を対象とした最近のvalidation研究では，Cも有意な予後関連因子であることが報告され，MEST-Cスコアとも呼ばれている[24]（コラム③参照）。

コラム③　Oxford分類

　IgA腎症の進行を正確に予測する組織病変を同定することを目的に，国際IgA腎症ネットワークワーキンググループと国際腎病理協会により，各国から収集された265例のIgA腎症の解析が行われた。対象症例の適応基準として，①初回eGFR 30 mL/分/1.73 m^2以上，②尿蛋白：成人0.5 g/日以上，小児1.73 m^2当たり0.5 g以上，③観察期間が12カ月以上，これら①〜③の全てを満たす症例とされた。臨床パラメーターと独立して予後に影響を及ぼす病変として，メサンギウム細胞増多（M），管内細胞増多（E），分節性糸球体硬化（S），尿細管萎縮/間質線維化（T）が選ばれ，MESTスコアと呼ばれている[1,2]。近年では，半月体（C）が予後に関連することを示す報告もあり，MEST-Cスコアとも呼ばれる。

　この分類は，国際協力のもとで行われたこと，IgA腎症の多彩な病変の定義を明確に示したこと，病変診断の再現性を検証したこと，厳密な統計学的解析に基づいて作成されたことなど，極めて画期的な試みである。今後はIgA腎症の国際分類として，Oxford分類が中心的位置を占めることになると思われる。

文献
1) Working Group of the International IgA Nephropathy Network and the Renal Pathology Society：The Oxford classification of IgA nephropathy: rationale, clinicopathological correlations, and classification. Kidney Int 2009；76：534-545.
2) Working Group of the International IgA Nephropathy Network and the Renal Pathology Society：The Oxford classification of IgA nephropathy：pathology definitions, correlations, and reproducibility. Kidney Int 2009；76：546-556.

Q 5 重症度分類に基づいた基本的な治療方針は？

　小児科では「小児IgA腎症治療ガイドライン1.0版」に基づき，重症例では副腎皮質ステロイドと免疫抑制薬を中心とした多剤併用療法，軽症例ではリシノプリルなどで治療する。内科では「IgA腎症診療ガイドライン2017」に基づき，尿蛋白量と腎機能（CKDステージ）から治療方針を決定する。RA系阻害薬，副腎皮質ステロイド，口蓋扁桃摘出術（＋ステロイドパルス併用療法）などで治療を行うが，実際の診療では腎機能と尿蛋白に加えて病理所見や年齢などを考慮したうえで，その適応を慎重に判断すべきである。

● 解説：小児科医から

　ここでは，「小児IgA腎症治療ガイドライン1.0版」における軽症例と重症例の治療法を紹介する。ただし，これらの治療法に用いられる個々の薬剤は，IgA腎症や腎炎などの効能・効果で承認されているわけではないことに留意する必要がある。

● 軽症例（Q4表1参照）

　下記2剤のいずれかを2年以上投与する。薬物投与量は身長を基にした標準体重で計算する。

1. ACE阻害薬

　リシノプリル0.4 mg/kg/日 分1（最大20 mg/日）（少量で開始し，副作用に注意しながら増量する。催奇形性があるので妊娠可能年齢になった女性には十分な説明を行い，挙児希望がある場合は投与を中止する。）

2. 漢方薬

　柴苓湯1包 分2（体重20 kg以下），2包 分2（20〜40 kg），3包 分3（40 kg以上）（本剤1包とは，ツムラ柴苓湯エキス顆粒の3.0 g，クラシエ柴苓湯エキス顆粒の2.7 gに相当する。）

● 重症例（Q4表1参照）

　治療は副腎皮質ステロイド，免疫抑制薬，抗凝固薬，抗血小板薬を用いた2年間の多剤併用療法とする。治療の実施にあたっては，腎臓専門医と十分相談する。薬物投与量は身長を基にした標準体重で計算する。

1. 副腎皮質ステロイド

　プレドニゾロン内服2 mg/kg/日（最大量：80 mg/日）分3で連日投与4週間，その後2 mg/kg/日 分1を隔日投与とし，以後漸減中止。投与期間は原則2年間とする。

2. 免疫抑制薬

　アザチオプリンまたはミゾリビン内服（催奇形性があるので，妊娠可能年齢になった女性には十分な説明を行い，挙児希望がある場合は投与を中止する）
・アザチオプリン：2 mg/kg/日（最大量：100 mg/日）分1，2年間
・ミゾリビン：4 mg/kg（最大量：150 mg/日）分2，2年間とする。

3. 抗凝固薬

　ワルファリン内服（催奇形性があるので，妊娠可能年齢になった女性には十分な説明を行い，挙児希望がある場合は投与を中止する）朝 分1，トロンボテストで20〜50％となるよう投与量を調節，安全のために0.5〜1 mg/日から開始し，遮光して保管する。

4. 抗血小板薬

ジピリダモール内服3 mg/kg/日 分3で開始し，副作用がなければ1週間後から6〜7 mg/kg/日（最大量：300 mg/日）とする。

これらの治療方針は，下記に示すわが国の小児IgA腎症治療研究会で実施された臨床試験[4, 5, 25〜27]の結果に基づくものである。

びまん性メサンギウム増殖を示す小児IgA腎症では，プレドニゾロン＋アザチオプリン＋ヘパリン・ワルファリン＋ジピリダモールによる多剤併用療法群と，ヘパリン・ワルファリン＋ジピリダモールによる抗凝固薬・抗血小板薬治療群に分け2年間治療を行うRCT（多剤併用療法群40例，抗凝固薬・抗血小板薬治療群38例）が実施された（1990〜1995年）[4]。治療終了後，多剤併用療法群では1日尿蛋白量が有意に減少したのに対し，抗凝固薬・抗血小板薬治療群では蛋白尿の改善を認めず，1例は腎不全へと進行した。また病理所見では，多剤併用療法群で糸球体硬化の治療前後に変化はなく腎炎の進行は認められなかったが，抗凝固薬・抗血小板薬治療群では治療前3.9％から治療後16.4％と増加し，腎炎は進行した。この試験では長期予後についても追跡され，多剤併用療法群では初回腎生検後15年目までに末期腎不全に至った症例は2例であったのに対し，抗凝固薬・抗血小板薬治療群では12年目までに5例が末期腎不全に進行しており，両群間に有意差が認められた[5]。次に，副腎皮質ステロイド単独群と多剤併用療法群の比較が行われ，副腎皮質ステロイド単独群では尿蛋白は減少するが糸球体硬化の進展を抑制することができないことが報告された[25]。さらに，アザチオプリンで白血球減少などの有害事象による投薬中止・開始が頻回となる煩雑さを考慮し，アザチオプリンの代わりにミゾリビンを用いる多剤併用療法の有効性も後に前方視的研究により確認されている[26]。

比較的予後良好と考えられる巣状メサンギウム増殖の小児IgA腎症においては，2003年にACE阻害薬であるリシノプリルの小児高血圧に対する有効性と安全性が報告された[28]。わが国では，小児IgA腎症治療研究会がリシノプリルでの巣状メサンギウム増殖の小児IgA腎症に対して治療研究を実施し，2年間内服後の蛋白尿消失率が約80％であること，副作用は少なく比較的安全であることが確認された[27]。ACE阻害薬内でのその他の薬剤との比較や，同じくRA系阻害薬であるARBとの比較など，小児IgA腎症でのエビデンスは存在せず，それらの使用については"主治医の裁量に委ねる"と言わざるを得ない。

今後の課題として，ガイドラインに示された治療を実施した場合に治療反応性が十分でなかったとき，どの時点で治療を変更するかが問題になる。また，治療反応性が良好であった場合，早期に治療を中止してよいか不明である。IgA腎症の病態を考慮すると数カ月後には良好な治療反応性がみられる症例も多数あり，治療中にもかかわらず急激な増悪を示す特殊な場合を除いて安易な早期の変更は慎むべきである。早期発見・早期治療の観点からは，治療反応良好な時期の逸失は避けるべきであり，早からず遅からずのリスクとベネフィットを勘案した診療が求められる。

なお，「小児IgA腎症治療ガイドライン1.0版」が作成された後に新たな情報が得られており，ここに示されている治療には若干の変更が必要であるとされ，現在小児のガイドラインが改訂作業中である。具体的には，RA系阻害薬やワルファリンの腎臓に対する有害作用に関する知見が蓄積されており，その対応が必要である。また，エビデンスは明確でないが小児ネフローゼ症候群における副腎皮質ステロイドの最大投与量の国際的コンセンサスの変更などに伴い，IgA腎症においてもその最大量の変更が考慮される。

思春期IgA腎症患者に対して「小児IgA腎症治療ガイドライン1.0版」に準じた治療を行うかについては，これまでのところ思春期IgA腎症患者に「小児IgA腎症治療ガイドライン1.0版」に準じた治療を実施するうえで明らかな問題はなく，実施してもよいと考えられる。長期間の副腎皮質ステロイド内服による成長障害に留意し，薬剤の自己管理が増えるため怠薬に対する細やかな対応が必要である。

わが国における成人IgA腎症に対する主な治療介入は，RA系阻害薬，副腎皮質ステロイド，免疫抑制薬，口蓋扁桃摘出術（＋ステロイドパルス併用療法），抗血小板薬，n-3系脂肪酸（魚油）である。腎機能障害の進行抑制を目的とした成人IgA腎症に対する治療介入の適応は，腎機能と尿蛋白に加えて年齢や病理所見などを含めて判断する。必要に応じて，血圧管理，減塩，脂質管理，血糖管理，体重管理，禁煙などを行う。

下記に示す治療介入の適応は，主に成人IgA腎症を対象としたRCTの結果に基づいてIgA腎症に対する腎機能障害の進行抑制を目的としたものである。実際の診療では腎機能と尿蛋白に加えて病理所見や年齢などを考慮し，その適応を慎重に判断すべきである。ここでは，尿蛋白量と腎機能（CKDステージ）からの治療方針を示した「IgA腎症診療ガイドライン2017」の記載を紹介する。

1. 尿蛋白≧1.00g/日かつCKDステージG1〜2の症例
 ・第一選択治療法：RA系阻害薬かつ/あるいは副腎皮質ステロイド
 ・第二選択治療法：免疫抑制薬，抗血小板薬，口蓋扁桃摘出術（＋ステロイドパルス併用療法），n-3系脂肪酸（魚油）など

2. 尿蛋白≧1.00g/日かつCKDステージG3a〜bの症例
 ・第一選択治療法：RA系阻害薬
 ・第二選択治療法：副腎皮質ステロイド，免疫抑制

薬，抗血小板薬，口蓋扁桃摘出術（＋ステロイドパルス併用療法），n-3系脂肪酸（魚油）など

3. 尿蛋白0.50〜0.99g/日，CKDステージG1〜2の症例
　尿蛋白0.50〜0.99g/日のIgA腎症に対するRCTの報告は少数であるため，現時点では尿蛋白0.50〜0.99g/日のIgA腎症に対する治療介入の必要性は明確ではない。しかし，尿蛋白0.50〜0.99g/日が腎機能予後の関連因子であることを報告する研究が存在することや，明らかな腎機能の予後不良因子である尿蛋白≧1.00g/日への進行を予防する必要があるなどの理由から，メリットとデメリットを考慮して，治療介入を検討すべきである。

4. 尿蛋白＜0.50g/日かつCKDステージG1〜2の症例
　尿蛋白＜0.50g/日，CKDステージG1〜2のIgA腎症の腎機能予後は良好であることが予測される。しかし，一部の症例では緩徐に尿蛋白の増加と腎機能の低下が進行するため，慎重な経過観察が必要である。なお，腎生検所見などの尿蛋白・腎機能以外の所見において腎機能予後不良を示唆する所見が認められた場合，メリットとデメリットを考慮して，治療介入を検討してもよい。

5. 尿蛋白＜1.00g/日かつCKDステージG3，あるいはG4〜5の症例
　「エビデンスに基づくCKD診療ガイドライン2013」に準じた治療介入が適切である。

コラム④　小児IgA腎症患者における漢方処方

　軽症小児IgA腎症における治療として，「小児IgA腎症治療ガイドライン1.0版」には柴苓湯が記載されている。柴苓湯については根拠となった試験が存在するが[1]，RA系阻害薬のエビデンスが確立する以前のものであり，現在では第一選択とは言い難い。RA系阻害薬が使用できない患者でその使用が検討される。

文献
1) 吉川徳茂,他：巣状・微小メサンギウム増殖を示す小児期IgA腎症における柴苓湯治療のプロスペクティブコントロールスタディ. 日腎会誌 1997；39：503-506.

Q 6　ステロイドパルス療法の適応は？　免疫抑制薬の適応は？

小児では，ステロイドパルス療法が口蓋扁桃摘出の有無にかかわらず多剤併用療法よりも優れているというエビデンスは存在しないが，一部の施設では実施されている実態がある。成人では，尿蛋白≧1.0ｇ/日およびCKDステージG1～2のIgA腎症に対する腎機能障害の進行を抑制するため，ステロイドパルス療法が推奨されている。

小児では，副腎皮質ステロイドに併用する免疫抑制薬として，アザチオプリンとミゾリビンが用いられる。成人では，IgA腎症の腎予後を改善する可能性から，シクロホスファミド，アザチオプリン，シクロスポリン，ミコフェノール酸モフェチル，ミゾリビンを治療選択肢として検討してもよい(保険適用外)。

● 解説：小児科医から

● ステロイドパルス療法の適応は？

成人におけるステロイドパルス療法の有効性の報告[29, 30]から，小児においてもステロイドパルス療法が一部の施設で実施されている。「小児IgA腎症治療ガイドライン1.0版」の作成準備として事前に実施された日本小児腎臓病学会評議員(現：代議員)を対象としたアンケート結果によると，副腎皮質ステロイドの内服使用が最も多い53.6％であったものの，患者によって内服とステロイドパルス療法を使い分けているとする回答が42.9％であった。

しかし，現時点では小児IgA腎症においてステロイドパルス療法が口蓋扁桃摘出の有無にかかわらず多剤併用療法より優れているというエビデンスは存在せず，ステロイドパルス療法の適応を規定することは困難である。

● 免疫抑制薬の適応は？

「小児IgA腎症治療ガイドライン1.0版」では，小児IgA腎症治療研究会によるRCTの結果[4, 25, 26]から，免疫抑制薬の適応は重症例において多剤併用療法の一部

として示されている(投与量や投与期間についてはQ5参照。具体的に小児IgA腎症治療研究会の臨床試験で実際に用いられた投与方法は文献4, 25, 26, 31参照)。

小児IgA腎症治療研究会によるRCTでは，プレドニゾロン内服とアザチオプリンを含む多剤併用療法の有効性を報告している[4, 25]。しかし，アザチオプリンでは白血球減少や肝障害などの無視できない副作用が約10％に発生した。RCTではないが，より副作用の少ないミゾリビンを使用したプレドニゾロン，抗凝固薬，抗血小板薬による多剤併用療法の効果は，過去に行われたアザチオプリンを使用した多剤併用療法の効果と同等であったと報告されている[26]。また，「小児IgA腎症治療ガイドライン1.0版」の作成準備として事前に実施された日本小児腎臓病学会評議員(現：代議員)を対象としたアンケート調査では，回答者全員が副腎皮質ステロイドに併用する免疫抑制薬として副作用の少ないミゾリビンを第一選択薬としていた。そのため，「小児IgA腎症治療ガイドライン1.0版」では副腎皮質ステロイドに併用する免疫抑制薬としてアザチオプリンとミゾリビンを併記している。

● ステロイドパルス療法の適応は？

IgA腎症診療ガイドライン2017

尿蛋白≧1.0 g/日かつCKDステージG1〜2のIgA腎症における腎機能障害の進行を抑制するため，ステロイドパルス療法〔メチルプレドニゾロン1g3日間点滴静注（あるいは静脈内投与）を隔月で3回＋プレドニゾロン0.5 mg/kg 隔日を6カ月間投与〕が推奨されている（推奨グレード1B）．

IgA腎症診療指針第3版

血清Cr 1.5 mg/dL以下および尿蛋白1.0〜3.5 g/日を呈する症例において，メチルプレドニゾロン1gの3日間投与を1クールとして，隔月で計3回施行する点滴静注療法が尿蛋白を減少させ，腎機能の長期予後を改善させるというエビデンスがある[29, 30]。一方，血清Cr 1.5 mg/dL以上を呈する症例での有効性に関しては明確なエビデンスがない[32]。

● 免疫抑制薬の適応は？

IgA腎症診療ガイドライン2017

シクロホスファミド，アザチオプリン，シクロスポリン，ミコフェノール酸モフェチル，ミゾリビンは，IgA腎症の腎予後を改善する可能性があり，治療選択肢として検討してもよい（保険適用外）（推奨グレード2C）。

IgA腎症診療指針第3版

第2版では「通常使用しない」と記載されていたが，血清Cr 1.5 mg/dL以上，中等度から高度の組織障害を有する進行性IgA腎症に対して，シクロホスファミドやアザチオプリンが副腎皮質ステロイド薬との併用において腎機能保持に有効であるとする成績がある[33]。

【推奨グレード】

エビデンスレベル
　A（強）：効果の推定値に強く確信がある。
　B（中）：効果の推定値に中等度の確信がある。
　C（弱）：効果の推定値に対する確信は限定的である。
　D（とても弱い）：効果の推定値がほとんど確信できない。

推奨の強さ
　1：強く推奨する（推奨する）。
　2：弱く推奨する（提案する）。
　（推奨）なし：明確な推奨がどうしても不適切・不可能であると判断した場合。

コラム⑤　副腎皮質ステロイドの分3投与と隔日投与

副腎皮質ステロイドの内服において，小児では特に初期投与量を分3（時に分2）で使用することが多い。これは，一般に副腎皮質ステロイドの1日当たりの投与量が同じであれば，投与回数が多いほど効果が強いと考えられるからである。一方，減量は隔日投与とすることが多く，これは連日投与と比較して副作用が弱いと考えられており，特に成長障害を防止するためである[1]。

文献
1) Broyer M, et al : Growth rate in children receiving alternate-day corticosteroid treatment after kidney trans-plantation. J Pediatr 1992 ; 120 : 721-725.

Q7 口蓋扁桃摘出術＋ステロイドパルス療法に対する考え方は？

小児IgA腎症では，口蓋扁桃摘出術＋ステロイドパルス療法を積極的に推奨するエビデンスは存在しないが，今後この治療に対する位置づけを検討することは重要である。成人では，口蓋扁桃摘出術＋ステロイドパルス療法はIgA腎症の尿所見を改善し，腎機能障害の進行を抑制する可能性があり，治療選択肢として検討してもよい。

● 解説：小児科医から

わが国では，成人における口蓋扁桃摘出術＋ステロイドパルス（扁摘パルス）療法の普及に伴い[34]，一部の施設では小児においてもこの治療が実施されている。しかし，現時点ではどのような重症度の患者にどのくらいの比率で実施されているか不明である。また，小児IgA腎症に対する扁摘パルス療法を積極的に推奨するエビデンスは存在せず，適応を規定することは困難である。

扁摘パルス療法の利点の一つは，服薬コンプライアンスへの配慮があまり必要ではないことである。怠薬が深刻に懸念される場合は，扁摘パルス療法の適応も考慮される。

また，初期治療における治療反応性が不十分な場合，扁摘パルス療法が選択肢となる。初回の多剤併用療法に対する治療反応性が十分でない場合，再度多剤併用療法を行うことで完全に寛解する患者は存在するが，患者や家族の心情を察するとほかの治療のほうが受け入れやすいこともある。ただし，これもエビデンスに基づくとは言えない。

一部の患者では扁摘が有効であると考えられるが，扁摘に効果のある患者をいかに選択するかということが重要である。どのような治療であっても効果の得られるタイミングがあり，早期発見・早期治療が重要であるものの軽症も含む全ての小児IgA腎症に扁摘パルス療法の施行を標準治療と考えることは躊躇される。一部の患者のための治療が全患者に規定され，標準治療が過剰で侵襲的となるのは問題である。どのような疾患においても軽症例に最も強い治療を行えば治療効果は高くなるであろうが，常識的にそのようなことは行わない。根拠に基づきその時点で最もふさわしいと考えられる治療を受けた患者の経過が悪かったとき，最初にもっと強い治療を受けておけばよかったとその患者が思うのは自然なことであるが，そのような状況を心配するあまり全ての患者に最も強い治療を初めから実施するという発想は議論のあるところである。

現状を鑑みると，小児IgA腎症に対して扁摘パルス療法を実施するかの判断は主治医と患者・家族に委ねられると言わざるを得ない。今後，扁摘パルス療法に対する位置づけを検討することが重要である。

尿蛋白≧0.5 g／日の329例[35]，尿蛋白≦0.5 g／日の388例[36]，血清Cr≧1.5 mg／dLの70例[37]のIgA腎症患者を対象とした単施設での後ろ向きコホート研究によると，扁摘パルス療法が尿所見の正常化および末期腎不全への進行を抑制する予測因子であることが示された。しかし，対照となる治療群の症例数に偏りが大きいため，扁摘パルス療法とステロイドパルス療法単独の腎保護効果が直接比較されておらず，ステロイドパルス療法単独に対する扁摘パルス療法の優位性は明確でなかった。

また，ほかの単施設非RCTでは，IgA腎症55例を対象とした扁摘パルス療法群とステロイドパルス療法単独群の尿所見改善効果と腎機能障害の進行抑制効果が比較された。その結果，平均4.5±1.8年の観察期間中に扁摘パルス療法群の尿所見の正常化率が高いことが報告された[38]。

これまで，IgA腎症に対する扁摘パルス療法の尿所見改善効果と腎機能障害の進行抑制効果を検討した

RCTの論文報告はなく，エビデンスレベルとしては不十分ながらわが国では広く実施されている。扁摘パルス療法の実施に関するアンケート調査結果によると，2003年以降で急増しており2005年以降は年間500〜600例となっている[39]。このようななか，厚生労働省難治性疾患克服研究事業進行性腎障害調査研究班が中心となり国内でRCTが行われた。2014年に報告された結果では，治療介入1年の時点で扁摘パルス療法群はステロイドパルス単独群より尿蛋白減少率に優位性が認められ，IgA腎症に対する治療法の選択肢となり得ることが示唆された。一方，尿所見の正常化率は両群間で統計的有意差を認めないとの結果であった[40]ため，本RCTの長期観察研究や十分に練られた多数例での後ろ向き観察研究が必要だと考えられる。

なお，2012年に出されたKDIGOのガイドラインでは，「We suggest that tonsillectomy not be performed for IgAN.」と，扁摘はやらないように記載されている。

コラム⑥　転科患者における扁摘パルス療法の実施基準

　小児科で治療を受け，内科移行後も下記の場合は扁摘パルス療法を検討する。

① 顕微鏡的血尿を含む検尿異常が持続し，習慣性扁桃炎がある場合や耳鼻咽喉科で慢性扁桃炎と診断された場合

② 急性扁桃炎後の肉眼的血尿や腎機能悪化を認める場合

　手術療法を含む治療であり，わが国では成人IgA腎症に対する治療法として推奨グレード2C（扁摘パルス療法はIgA腎症の尿所見を改善し，腎機能障害の進行を抑制する可能性があり，治療選択肢として検討してもよい）であることも含め，十分に説明して納得を得たうえでの治療法となる。

Q 8 RA系阻害薬の適応は？

　小児科では，「小児IgA腎症治療ガイドライン1.0版」に基づき軽症例ではリシノプリルの使用が推奨されている。近年の状況を考慮すると，重症例でもRA系阻害薬が適応と考えられる。内科では，「IgA腎症診療ガイドライン2017」に基づきRA系阻害薬は尿蛋白≧1.0 g／日かつCKDステージG1〜3bのIgA腎症における腎機能障害の進行を抑制するため，その使用が推奨されている。

● 解説：小児科医から

「小児IgA腎症治療ガイドライン1.0版」では，RA系阻害薬の適応として軽症例ではリシノプリルが推奨されている（投与量や投与期間についてはQ5参照）。

巣状メサンギウム増殖を呈する小児IgA腎症は，発症後10年目までに腎不全に進行する症例は数％に過ぎないが，発症10年後に血尿・蛋白尿が持続する症例は40％であり，蛋白尿が持続する巣状メサンギウム増殖を呈する症例はその後慢性腎不全に進行する可能性が高い[41]。また，診断時に微少蛋白尿（＜0.5 g／日／1.73 m^2）を呈する症例の長期予後についても15年目までは腎機能低下を認めないことが報告されているが，106例中4例が経過中に免疫抑制療法を必要とすることになっており，予後良好と考えられる症例においても長期的に厳重な経過観察が必要である[42]。

国際的に比較的安全で有効なIgA腎症の治療法としてRA系阻害薬の効果が証明されており[43〜46]，小児においてもACE阻害薬であるリシノプリルの小児高血圧に対する有効性と安全性が報告されている[28]。

そこで，小児IgA腎症研究会は巣状メサンギウム増殖を呈する軽症小児IgA腎症にリシノプリルでの治療研究（リシノプリル単独群40例）を行い，2年間内服後の尿蛋白消失率が約80％で副作用は少なく比較的安全であることを確認した（1998〜2003年）[27]。したがって，巣状メサンギウム増殖を呈する軽症小児IgA腎症

の治療法としてリシノプリル単独療法は有効かつ安全であることが示された。

その後，エナラプリル＋ロサルタン併用療法の各単独療法に比較した蛋白尿減少効果に対する有用性が示され[47]，IgA腎症を含む小児慢性糸球体腎炎を対象とした研究でロサルタンの蛋白尿減少に対する有効性と安全性が報告された[48]。

このような状況のなか，日本小児腎臓病研究グループ（JSKDC）が軽度蛋白尿・巣状メサンギウム増殖を呈する軽症小児IgA腎症にリシノプリル単独療法とリシノプリル＋ロサルタン併用治療の有効性と安全性を検証するための多施設共同非盲検RCT（JSKDC01試験；リシノプリル単独群28例，リシノプリル＋ロサルタン併用群29例）を実施した（JSKDC01, 2005〜2012年）[49]。治療終了時の1日蛋白尿量は両群で有意に減少し，尿蛋白消失率は両群間に有意差は認められなかった（89％，89.3％）。また，病理所見と副作用についても両群に有意差は認めなかった。したがって，巣状メサンギウム増殖を呈する軽症小児IgA腎症の治療法として，リシノプリル＋ロサルタン併用療法は単独療法に比較した利点が検出できなかったため，リシノプリル単独療法が推奨されることを示した。

一方，上記の状況を鑑みると重症例もRA系阻害薬の適応と考えられる。これまで小児IgA腎症治療研究

会では，びまん性メサンギウム増殖例における臨床試験で原則RA系阻害薬の使用は禁止としてきた。しかし，RA系阻害薬の国際的エビデンスの蓄積も考慮し，今後はプレドニゾロン＋ミゾリビン＋RA系阻害薬の併用治療の効果について考慮していくべきであろう。これまでの多剤併用療法で用いてきたワルファリンとジピリダモールの僅かな上乗せ効果をRA系阻害薬が十分補うのではないかと推測される[31]。

● 解説：内科医から

RA系阻害薬の腎機能障害の進行抑制効果と尿蛋白減少効果を評価した二つのシステマティックレビューでは，下記のような結果が報告されている。中国の研究グループは，11研究585例のRCTを対象にしてRA系阻害薬による腎機能障害の進行抑制効果と尿蛋白減少効果を報告している[50]。しかし，対象となった研究では腎機能低下の定義が異なっており，この研究結果の解釈には注意が必要である。コクランレビューでは，IgA腎症に対するRA系阻害薬の腎保護効果を検討したRCTを介入・対照・アウトカムによって詳細に分類し，RA系阻害薬の有効性を評価している。RA系阻害薬群と非RA系阻害薬群を比較した2〜3研究において，RA系阻害薬群は非RA系阻害薬群に比較して血清Cr値上昇の抑制，クレアチニンクリアランス低下の抑制，尿蛋白の減少が認められた[47]。いずれも個々の試験の患者背景については言及されておらず，RA系阻害薬の適応に関する具体的な記載はされていない。

RA系阻害薬の腎機能障害の進行抑制効果と尿蛋白減少効果を評価したRCTでは，下記のような結果が報告されている。RA系阻害薬の明らかな腎機能障害の進行抑制効果は，追跡期間が最も長いPragaら[45]によるRCT（6年間）とWooら[46]によるRCT（5年間）である。Pragaらによる単施設非盲検RCTは，主に尿蛋白1〜3 g/日，CKDステージG1〜2のIgA腎症に対するエナラプリルでの腎機能障害の進行抑制効果を評価し，エ

ナラプリルで血清Cr値1.5倍化の発症率の抑制効果を認めた。Wooらによる単施設非盲検RCTは，主に尿蛋白1〜3 g/日，血清Cr 1〜2 mg/dL（主にCKDステージG2〜3に相当と考えられる）のIgA腎症に対するエナラプリルまたはロサルタンでの腎機能障害の進行抑制効果を評価し，エナラプリルまたはロサルタンによる末期腎不全の発症率の抑制効果を認めた。これら2試験よりも追跡期間が短いいくつかのRCTでも同様に尿蛋白≧1 g/日，CKDステージG1〜3のIgA腎症を主な対象としており，多くの試験がRA系阻害薬での尿蛋白減少効果を報告している。

一方，ACE阻害薬とARBの併用療法，抗アルドステロン薬およびレニン阻害薬は，今後評価されるべき課題である。

高血圧症を合併したIgA腎症のみを研究対象としたParkら[51]によるRCTを除けば，RA系阻害薬の尿蛋白減少効果を報告している試験の多くはいずれも正常血圧の症例を含んでいる，あるいは含んでいる可能性が高い。これらのことから，高血圧症を合併していないIgA腎症に対するRA系阻害薬は保険適用外であるが，尿蛋白減少効果を有していると考えられる。

なお，RA系阻害薬は妊婦または妊娠している可能性がある女性には禁忌であり，女性に投与する場合には注意が必要である。投与中に妊娠が判明した場合は，直ちに投与を中止しなければならない。

Q9 治療の副作用・合併症は？

小児IgA腎症における多剤併用療法は比較的安全な治療法であるが，骨頭壊死などの副腎皮質ステロイドによる副作用に注意を要する。成人IgA腎症に対する副腎皮質ステロイドを含む免疫抑制療法の副作用や安全性を主要評価項目としてデザインされた臨床研究はみられないが，一定の割合で重篤な副作用が発現することを念頭に置く必要がある。

● 解説：小児科医から

「小児IgA腎症治療ガイドライン1.0版」で示された治療の副作用・合併症についての要点を解説する（根拠となった臨床試験における副作用の詳細は文献4，25〜27，31参照）。

● RA系阻害薬の副作用

RA系阻害薬では，めまい・ふらつき，頭痛・頭重などに配慮し，少量で開始して副作用に注意しながら増量する。催奇形性があるので，妊娠可能年齢になった女性には十分な説明を行ったうえで投与する。投薬のメリットが大きく挙児希望の場合は，妊娠を確実に把握するように指導し，妊娠が判明したら直ちに投与を中止する。容易に脱水から急激な腎機能低下をきたすため，十分に摂食できない場合は投薬を中断するように指導する。ACE阻害薬による空咳で生活に困難が生じる場合は，ARBへの変更を検討する。

● 副腎皮質ステロイドの副作用

多剤併用療法は比較的安全な治療法であるが，骨頭壊死などの副腎皮質ステロイドによる副作用に注意を要する。小児IgA腎症治療研究会のRCTにおいて，80例中2例（2.5％）に大腿骨頭壊死がみられ[25]，長期に影響を及ぼす合併症であるため特に注意すべきである。特発性大腿骨頭壊死症は厚生労働省の指定難病であり，

ステロイド性が約半数を占める。大腿骨頭のみでなく，大腿骨遠位端も好発部位であるため要注意である。"壊死の発生"のみでは通常無症状であり，壊死部の圧潰により疼痛が出現し，"骨頭壊死症の発症"となる。予防策を講じるうえでは，発生と発症とを明確に区別することが重要である。壊死そのものは副腎皮質ステロイド服用後2〜12週間で起こるとされ，一度生じた壊死が副腎皮質ステロイド服用で悪化することはなく，骨壊死症を診断した時点で副腎皮質ステロイドを減量する必要はないとされている（日経メディカル2001.08.20. 日本骨代謝学会速報. https://medical.nikkeibp.co.jp/inc/all/hotnews/archives/137723.html 2019.02.06アクセス）。したがって，無症状であっても副腎皮質ステロイド開始後12週間以降にMRIを施行し，壊死の有無を把握することは壊死を認めた場合に圧潰による発症を予防する生活指導が可能となり，有用であると考えられる。

多剤併用療法による明らかな低身長の問題は顕在化していないが，直近の小児IgA腎症治療研究会のRCTでは成長障害などに配慮し，プレドニゾロンの投与量を2年目に半減している[31]。

多剤併用療法では，副腎皮質ステロイドを大量・長期使用するため，白内障や緑内障の眼病変の発生に注意が必要である。

● 免疫抑制薬の副作用

アザチオプリンでは白血球減少や肝障害などの無視できない副作用が約10%に発生し，しばしば中止を余儀なくする[4, 25]。RCTではないが，より副作用の少ないミゾリビンを使用した多剤併用療法の効果は，過去に行われたアザチオプリンを使用した場合の効果と同等であった[26]。また，「小児IgA腎症治療ガイドライン1.0版」の作成準備として事前に実施された日本小児腎臓病学会評議員（現：代議員）を対象としたアンケート調査では，回答者全員が副腎皮質ステロイドに併用する免疫抑制薬として副作用の少ないミゾリビンを第一選択としていた。そのため，「小児IgA腎症治療ガイドライン1.0版」では，免疫抑制薬としてアザチオプリンとミゾリビンが併記されている。いずれの薬剤も催奇形性があるので，妊娠可能年齢になった女性には十分な説明を行い，挙児希望がある場合は投与を中止する。

● 抗凝固薬の副作用

多剤併用療法に含まれるワルファリンの腎臓に対する有害作用が明らかになっており[52〜55]，その効果と有害作用のバランスを考慮すると使用に対して慎重にならざるをえない[31]。

● 抗血小板薬の副作用

多剤併用療法に含まれるジピリダモールでは，頭痛や皮疹の発現がみられ，患者のQOLに影響する可能性がある[31]。

● 解説：内科医から

● 成人IgA腎症に実施された副腎皮質ステロイド療法の副作用

これまでの報告から，成人IgA腎症に対する副腎皮質ステロイド療法が重篤な副作用を引き起こす頻度は多くないが，十分な情報開示に基づいた副作用報告か否かは定かでないため，副腎皮質ステロイド療法開始時には各副作用発現危険因子の把握と事前対策が必須である。

特に，2000年以降の研究では重症副作用の発生が非常に少なく，感染症，骨粗鬆症，無菌性骨壊死の発現の有無については記載そのものがない。この理由として，副腎皮質ステロイド療法開始前の消化管病変スクリーニング，眼科的検査，耐糖能異常などの検査が十分行われていた可能性や副作用対策として消化性潰瘍治療薬やST合剤などの抗菌薬，骨粗鬆症治療薬が副腎皮質ステロイド療法開始時から予防的に投与されていた可能性も考えられる。

加えて，ステロイド初期治療としてステロイドパルス療法が選択される割合が増加してきている。経口副腎皮質ステロイド療法と比較して短期間・大量投与となるステロイドパルス療法で特に注意すべき副作用として，無菌性骨壊死の発生リスク増加[56, 57]やカリウムの急激な細胞外シフトによる心室性不整脈の誘発[58]などが指摘されており，副腎皮質ステロイド薬の投与経路や投与量，投与期間による詳細な検討も念頭に置く必要がある。

● 成人IgA腎症に実施された免疫抑制療法（ステロイド療法以外）の副作用

シクロホスファミド，アザチオプリン，シクロスポリン，ミコフェノール酸モフェチル，ミゾリビンは，わが国ではIgA腎症に対して保険適用外であり，成人のIgA腎症に対して使用されることは少ない。これらの薬剤による副作用の有害度は，本来，期待される治療効果との相対的な評価も含めて総合的に判断されるべきではあるが，IgA腎症に対する免疫抑制療法は一定の割合で重篤な副作用が発現することを念頭に置く必要がある。

● 口蓋扁桃摘出術の安全性と合併症

合併症として最も多いのが術後咽頭痛である[59]。こ

れは口蓋扁桃摘出後の創部が開放創となるため出現し，基本的には嚥下時痛である[58]。そのほとんどは非ステロイド性抗炎症薬で対応可能であり，平均術後7日ほどで消失する[60]。また，手術操作による舌枝の舌咽神経の直接的な障害と開口器による舌への圧迫が原因となり，術後味覚障害を発症することが知られている。しかし，口蓋扁桃摘出後の味覚異常は一過性であり持続例は極めて少ない。

問題となるのが術後出血である。全身麻酔にて止血術を施行した症例は1.3～2.9％に認められ，輸血が必要な術後出血の発生率は0.03～0.3％と報告されている[61～66]。その危険因子としては，成人，男性，習慣性扁桃炎などが指摘されているが，IgA腎症を含む扁桃病巣疾患が危険因子として記載されている報告は存在しない。

口蓋扁桃摘出術による死亡率は16,381例に1例（0.006％）と報告されている[67]。しかし，その死因の大部分は全身麻酔によるもので，出血に起因するものは1/3にも満たない。このように，口蓋扁桃摘出術は極めて安全性の高い手術と言える。

コラム⑦　RA系阻害薬と妊娠

妊娠中期以降の妊婦にRA系（RAS）阻害薬を投与すると，児に羊水過少，胎児発育不全，早産または死産，乏尿性の急性腎障害，低血圧，肺低形成，四肢異常，動脈管開存症，頭蓋ろう，中枢神経症状などの重篤な合併症が生じることが知られており，RAS blocker fetopathyと呼ばれている[1, 2]。これはRAS関連遺伝子である*AGT*（angiotensinogen），*REN*（renin），*ACE*（angiotensin-converting enzyme），*AGTR1*（angiotensin Ⅱ receptor type 1）の異常によって起こる腎尿細管形成異常（renal tubular dysgenesis）と同じ病態である[3]。新生児に生じる急性腎障害は，致死的なものから一過性の透析が必要なもの，透析を要しないものまでさまざまである。腎機能が回復した後も慢性腎臓病の管理が必要であり，遠隔期の症候として蛋白尿，高血圧，腎性尿崩症などが報告されている[4, 5]。

一方，妊娠初期（2～4カ月）のみのRAS阻害薬の投与による児の腎障害との関連性は乏しいが，先天性心疾患のリスクが高くなると報告されている[6]。ただし，最近のコホート研究では妊娠初期のみのRAS阻害薬投与例において，先天異常の発生割合の増加はみられなかった[7]。現時点で，妊娠初期のRAS阻害薬の胎児への安全性は確立しておらず，妊娠中のRAS阻害薬は時期にかかわらず禁忌とするのが妥当と考えられる。

文献

1) Tabacova S, et al : Adverse pregnancy outcomes associated with maternal enalapril antihypertensive treatment. Pharmacoepidemiol Drug Saf 2003 ; 12 : 633-646.
2) Nadeem S, et al : Renin angiotensin system blocker fetopathy : A Midwest Pediatric Nephrology Consortium Report. J Pediatr 2015 ; 167 : 881-885.
3) Gribouval O, et al : Spectrum of mutations in the renin-angiotensin system genes in autosomal recessive renal tubular dysgenesis. Hum Mutat 2012 ; 33 : 316-326.
4) Laube GF, et al : Angiotensin-converting enzyme inhibitor fetopathy : long-term outcome. Arch Dis Child Fetal Neonatal Ed 2007 ; 92 : 402-403.
5) Miura K, et al : Salt-losing nephrogenic diabetes insipidus caused by fetal exposure to angiotensin receptor blocker. Pediatr Nephrol 2009 ; 24 : 1235-1238.
6) Cooper WO, et al : Major congenital malformations after first-trimester exposure to ACE inhibitors. N Engl J Med 2006 ; 354 : 2443-2451.
7) Hoeltzenbein M, et al : Increased rate of birth defects after first trimester use of angiotensin converting enzyme inhibitors–Treatment or hypertension related? An observational cohort study. Pregnancy Hypertens 2018 ; 13 : 65-71.

Q 10 食事・生活・運動・妊娠の留意点は？

　小児では，必要以上に生活・運動・食事制限を実施しないことが重要である。成人では，6 g／日未満の食塩の摂取制限は妥当であり，禁煙は推奨される。しかし，一律にたんぱく質摂取制限，飲酒制限，運動制限を指導することは適切でない。

● 解説：小児科医から

　近年では，腎臓病の治療法や予後の改善から，運動制限や食事制限に関する生活制限に対する考え方も変遷してきている。

● 食塩摂取制限とたんぱく質摂取制限について

　小児の正常な成長および発達にとって適切な栄養摂取は不可欠であり，小児慢性腎臓病患者では，健常児と遜色なく成長するために健常児と同等の十分なエネルギー摂取が必要であると KDOQI ガイドライン[68]，CARI ガイドラインにも明記されている。また，成人では有効とされているたんぱく質摂取制限についても2007年のコクランレビュー[69]では，たんぱく質摂取制限には小児慢性腎臓病の進行を抑制し得る明らかな効果はないと結論づけられているため，高血圧，腎機能低下，浮腫を認める場合を除き，食事制限は不要であ

る。一方，肥満は腎機能予後を悪化させる可能性があるため，体重適正化のための食事指導・加療が推奨される。

● 肥満解消への取り組みと運動制限について

　運動は，長期の蛋白尿や腎機能を悪化させず，運動耐用性を改善して患者のQOLをあげるとする報告もあることから，平成24年度の新学習指導要領の全面実施に伴い，「学校検尿のすべて平成23年度改訂」が発行され，そのなかで学校生活管理指導表の指導区分の目安も改訂されており，運動制限は運動することが患児に何らかの不利益をもたらす場合を除き基本的に行われなくなっている。上記のように，肥満は腎機能予後を悪化させる可能性があるため，体重適正化のための運動療法・加療が推奨される。

● 解説：内科医から

● 食塩摂取制限とたんぱく質摂取制限について

・IgA腎症患者では過度な食塩摂取を是正することを提案する。高血圧合併あるいは腎機能が低下したIgA腎症患者では末期腎不全，心血管疾患，死亡のリスクを抑制するために，6 g/日未満の食塩の摂取制限を提案する。高血圧を合併せず腎機能が保たれるIgA腎症患者においては，過度の塩分摂取を是正することを提案する。（推奨グレード2B）

・死亡と末期腎不全のリスクを上昇させる可能性があるため，3 g/日未満の食塩の摂取制限をしないことを提案する。（推奨グレード2C）

・IgA腎症患者では画一的にたんぱく質摂取制限を行うべきではなく，個々の患者の病態や腎障害進行リスク，アドヒアランスなどを総合的に判断して，たんぱく質摂取制限を指導することを提案する。（推奨グレード2C）

IgA腎症診療ガイドライン2017より引用

● 肥満解消への取り組みと運動制限について

・IgA腎症患者では肥満（BMI 25以上）解消に取り組むことを推奨する。（推奨グレード1C）

・IgA腎症患者において，運動により尿蛋白量が一過性に増悪するとの報告があるが，運動終了後には尿蛋白量は安静時のレベルにまで回復する。過度の安静は多くの病態で有害であり，運動によりIgA腎症の予後が悪化するというエビデンスは明らかではないため，IgA腎症患者において一律に運動制限をしないことを提案する。（推奨グレード2C（do not））

IgA腎症診療ガイドライン2017より引用

● 禁煙と飲酒制限について

・IgA腎症患者では喫煙は腎機能低下に関連している。また喫煙は肺癌，慢性閉塞性肺疾患，心血管疾患などの重大な危険因子であり，IgA腎症患者では禁煙することが推奨される。（推奨グレード1C）

・IgA腎症では，飲酒制限が腎機能保持や尿蛋白の減少に寄与するエビデンスは明らかでないため，一律に飲酒制限しないことを提案する。（推奨グレード2C）

IgA腎症診療ガイドライン2017より引用

● CKD患者の妊娠に関して

・CKDステージG1から妊娠合併症（妊娠高血圧性腎症，早産，胎児死亡など）のリスクは上昇し，ステージが進行するほどそのリスクは高まる。（推奨グレードC1）

・CKD患者に限らず，妊娠中に使用できる降圧薬は，メチルドパ，ラベタロール，ヒドララジンであり，妊娠20週以降であれば徐放性ニフェジピンが使用できる。妊娠が判明した時点でACE阻害薬，ARBは使用しない。（推奨グレードD2）

CKD診療ガイドライン2018より引用

Q 11 フォローアップ方法は？

● 解説：小児科医から

　小児IgA腎症に対して，軽症例ではRA系阻害薬の投与を実施している場合が多く，1〜3カ月に1回，重症例では多剤併用療法を実施している場合が多く，1〜2カ月に1回の外来管理が目安となる。

　腎生検でIgA腎症と診断され，治療を開始した後は外来での管理となる。軽症例ではRA系阻害薬の投与を実施している場合が多く，1〜3カ月に1回の外来診察，血圧測定，検尿，3〜6カ月に1回の採血とする。重症例では多剤併用療法を施行している場合が多く，1〜2カ月に1回の外来診察，血圧測定，検尿，1〜3カ月に1回の採血とする。これらはあくまで目安であり，主治医の裁量に委ねられる。また，それぞれの患者に合わせて調節すべきである。同じ患者でも治療時期や経過で変わってくる。

　外来管理で特に重要なことは，患者との確実な信頼関係の構築を目指したうえで，外来ごとに逐一怠薬の確認をすることである。IgA腎症では思春期の患者も多く，薬剤を自己管理していることが多い。移行期医療の観点からは自立の重要性という意味で薬剤の自己管理は必要であるが，怠薬が発生しやすい要因でもある。IgA腎症は無症状であることが多く，患者・家族に治療の重要性が十分に認識されていない場合がある。確実な治療を行わなければ痛くも痒くもならないが，腎臓が少しずつ悪くなり，経過が悪ければ将来透析に至る可能性があるということを繰り返し伝え，怠薬を予防する。そのためには，薬剤内服歴の詳細な記録を患者あるいは家族に記載してもらうことも有効である。その際，内服したらその都度薬剤数（量）を記載するように指導する。外来ごとに残薬を確認し，怠薬の早期発見に努めることも重要である。

コラム⑧　早朝尿と随時尿

　小児での通常検尿は早朝尿で実施される。これは，極力体位性蛋白尿の影響を除外するためである。小児における体位性蛋白尿の頻度は成人と比較して高く，その鑑別が必要である。随時尿で尿蛋白を認めた場合は早朝第一尿による再検査が必要である。体位性蛋白尿の長期予後は良好とされている。早朝第一尿の採取は，就寝直前の排尿，起床直後の採尿が重要である。中間尿採取も併せ，これらの3つの徹底が検尿精度を向上する。

● 解説：内科医から

IgA腎症の経過は非常に多様性があるものの，多くの患者で緩徐な進行性の経過を示すことが知られている。また，腎機能障害の進行速度は腎機能障害の程度とともに経過中の尿蛋白排泄量と血圧の状態が強く関連している。さらに，無治療の場合の尿所見改善率は数～十数％と僅かであることが知られている。「IgA腎症診療ガイドライン2017」では，腎機能障害の程度と尿蛋白排泄量の二つを用いた概ねの目安としてのフォローアップ間隔が示されているが（図），この間隔のフォローアップで全ての臨床状況をカバーできるわけではない。この間隔は状況に応じて示した期間より短くなる場合や長くなる場合があるのが実際の臨床である。例えば，腎機能がGFR 60 mL/分/1.73 m^{2}以上の患者において尿所見で常に活動性の尿沈渣を呈する場合や高血圧が持続する場合には，より短い間隔でのフォローが必要となる。このように，腎生検所見，経過中の尿所見や達成血圧値，腎機能障害の進行速度，施行中の治療法などによってフォローアップ間隔は適宜調整しなければならない。

フォローアップにおいて最も注意すべきは，GFR 60 mL/分/1.73 m^{2}以上で尿蛋白排泄量が少ない尿所見の軽度な患者や尿所見の寛解した患者である。これまでは，蛋白尿が少量の場合は予後が比較的良好であると考えられてきた。しかし，近年では初期と考えられるIgA腎症の観察研究において，長期にわたる観察を行うと病状が進行することが報告されている[70, 71]。

IgA腎症はその発症時期を特定することが難しいため，発症からの自然経過についてはよくわかっていない。しかし，腎機能が正常で尿所見が軽度な場合や血尿のみを呈するIgA腎症においても時間の経過とともに腎機能障害が進行する患者がいることは確かである。さらに，さまざまな治療介入後の尿所見改善には1年程度要すること，また尿所見改善後1年程度で再発する患者がいることを考慮すると，IgA腎症は長期間にわたる経過観察が必要と考えられ，これは尿所見異常が軽度であっても同様である。

このように，腎機能障害の進行や尿蛋白排泄量が高度になるに従いフォローアップ間隔を短くして治療効果と経過を注意深く観察しなければならない。加えて，腎生検所見，経過中の尿所見，達成血圧値，腎機能障害の進行速度，施行中の治療法などによってフォローアップ間隔を適宜調整しなければならない。

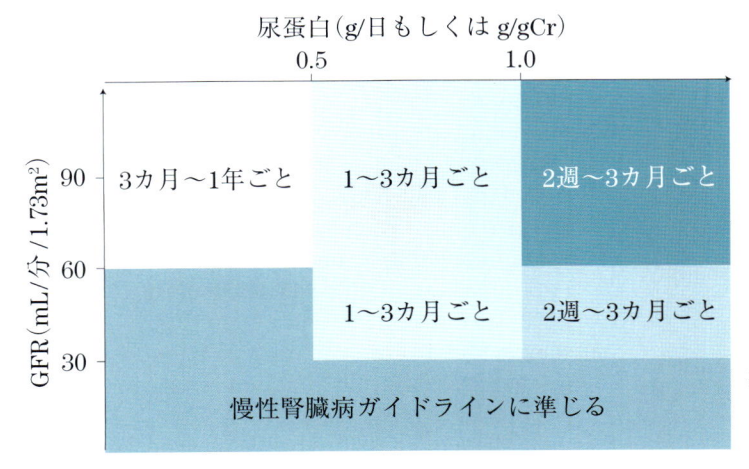

※ 腎生検所見，経過中の尿所見や達成血圧値，腎機能障害の進行速度，および施行中の治療法などにより適宜調整する必要がある。

図．IgA腎症フォローアップの目安

丸山彰一（監修）：エビデンスに基づくIgA腎症診療ガイドライン2017より引用

2章 文献

1) Yoshikawa N, et al : IgA nephropathy in children. Nephron 1999 ; 83 : 1-12.

2) Yoshikawa N, et al : Pathophysiology and treatment of IgA nephropathy in childhood. Pediatr Nephrol 2001 ; 16 : 446-457.

3) Nakanishi K, et al : Immunoglobulin A nephropathies in children (includes HSP), in Pediatric Nephrology 7th ed., edited by Avner ED, et al, Heidelberg, Springer, 2015 : 983-1034.

4) Yoshikawa N, et al : A controlled trial of combined therapy for newly diagnosed severe childhood IgA nephropathy. The Japanese Pediatric IgA Nephropathy Treatment Study Group. J Am Soc Nephrol 1999 ; 10 : 101-109.

5) Kamei K, et al : Long-term results of a randomized controlled trial in childhood IgA nephropathy. Clin J Am Soc Nephrol 2011 ; 6 : 1301-1307.

6) Yata N, et al : Improved renal survival in Japanese children with IgA nephropathy. Pediatr Nephrol 2008 ; 23 : 905-912.

7) Yoshikawa N, et al : Prognostic indicators in childhood IgA nephropathy. Nephron 1992 ; 60 : 60-67.

8) Shima Y, et al : IgA nephropathy with presentation of nephrotic syndrome at onset in children. Pediatr Nephrol 2017 ; 32 : 457-465.

9) Ikezumi Y, et al : Histological differences in new-onset IgA nephropathy between children and adults. Nephrol Dial Transplant 2006 ; 21 : 3466-3474.

10) 厚生労働科学研究費補助金難治性疾患克服研究事業 進行性腎障害に関する調査研究班報告 IgA 腎症分科会：IgA 診療指針-第3版-. 2011. 日腎会誌 2011 ; 53 : 123-135.

11) Working Group of the International IgA Nephropathy Network, et al : The Oxford IgA nephropathy clinicopathological classification is valid for children as well as adults. Kidney Int 2010 ; 77 : 921-927.

12) Shima Y, et al : Spontaneous remission in children with IgA nephropathy. Pediatr Nephrol 2013 ; 28 : 71-76.

13) Hama T, et al : Renal biopsy criterion in idiopathic nephrotic syndrome with microscopic hematuria at onset. Pediatr Nephrol 2015 ; 30 : 445-450.

14) Donadio JV, et al : Proteinuria patterns and their association with subsequent end-stage renal disease in IgA nephropathy. Nephrol Dial Transplant 2002 ; 17 : 1197-1203.

15) D' Amico G, et al : Prognostic indicators in idiopathic IgA mesangial nephropathy. Q J Med 1986 ; 59 : 363-378.

16) Reich HN, et al : Remission of proteinuria improves prognosis in IgA nephropathy. J Am Soc Nephrol 2007 ; 18 : 3177-3183.

17) Coppo R, et al : Factors predicting progression of IgA nephropathies. J Nephrol 2005 ; 18 : 503-512.

18) Murakami S, et al : Strategies for asymptomatic microscopic hematuria : a prospective study of 1,034 patients. J Urol 1990 ; 144 : 99-101.

19) Working Group of the International IgA Nephropathy Network, et al : The Oxford classification of IgA nephropathy : rationale, clinicopathological correlations, and classification. Kidney Int 2009 ; 76 : 534-545.

20) Working Group of the International IgA Nephropathy Network, et al : The Oxford classification of IgA nephropathy : pathology definitions, correlations, and reproducibility. Kidney Int 2009 ; 76 : 546-556.

21) Shima Y, et al : Validity of the Oxford classification of IgA nephropathy in children. Pediatr Nephrol 2012 ; 27 : 783-792.

22) Shima Y, et al : Biopsy timing and Oxford classification variables in childhood/adolescent IgA nephropathy. Pediatr Nephrol 2015 ; 30 : 293-299.

23) Tanaka S, et al : Development and validation of a prediction rule using the Oxford classification in IgA nephropathy. Clin J Am Soc Nephrol 2013 ; 8 : 2082-2090.

24) Haas M, et al : A Multicenter Study of the Predictive Value of Crescents in IgA Nephropathy. J Am Soc Nephrol 2017 ; 28 : 691-701.

25) Yoshikawa N, et al : Steroid treatment for severe childhood IgA nephropathy : a randomized, controlled trial. Clin J Am Soc Nephrol 2006 ; 1 : 511-517.

26) Yoshikawa N, et al : Combination therapy with mizoribine for severe childhood IgA nephropathy : a pilot study. Pediatr Nephrol 2008 ; 23 : 757-763.

27) Nakanishi K, et al : Efficacy and safety of lisinopril for mild childhood IgA nephropathy : a pilot study. Pediatr Nephrol 2009 ; 24 : 845-849.

28) Soffer B, et al : A double-blind, placebo-controlled, dose-response study of the effectiveness and safety of lisinopril for children with hypertention. Am J Hypertens 2003 ; 16 : 795-800.

29) Pozzi C, et al : Corticosteroids in IgA nephropathy : a randomised controlled trial. Lancet 1999 ; 353 : 883-887.

30) Pozzi C, et al : Corticosteroid effectiveness in IgA nephropathy : long-term results of a randomized, controlled trial. J Am Soc Nephrol 2004 ; 15 : 157-163.

31) Shima Y, et al : Combination therapy with or without warfarin and dipyridamole for severe childhood IgA nephropathy : an RCT. Pediatr Nephrol 2018 ; 33 : 2103-2112.

32) Tamura S, et al : Corticosteroid therapy in patients with IgA nephropathy and impaired renal function. Clin Nephrol 2001 ; 55 : 192-195.

33) Ballardie FW, et al : Controlled prospective trial of prednisolone and cytotoxics in progressive IgA nephropathy. J Am Soc Nephrol 2002 ; 13 : 142-148.

34) Kawamura T, et al : A multicenter randomized controlled trial of tonsillectomy combined with steroid pulse therapy in patients with immunoglobulin A nephropathy. Nephrol Dial Transplant 2014 ; 29 : 1546-1553.

35) Hotta O, et al : Tonsillectomy and steroid pulse therapy significantly impact on clinical remission in patients with IgA nephropathy. Am J Kidney Dis 2001 ; 38 : 736-743.

36) Kawaguchi T, et al : Clinical effectiveness of steroid pulse therapy combined with tonsillectomy in patients with immunoglobulin A nephropathy presenting glomerular haematuria and minimal proteinuria.Nephrology (Carlton) 2010 ; 15 : 116-123.

37) Sato M, et al : Cohort study of advanced IgA nephropathy : efficacy and limitations of corticosteroids with tonsillectomy.Nephron Clin Pract 2003 ; 93 : c137-145.

38) Komatsu H, et al : Effect of tonsillectomy plus steroid pulse therapy on clinical remission of IgA nephropathy : a controlled study. Clin J Am Soc Nephrol 2008 ; 3 : 1301-1307.

39) Miura N, et al : Tonsillectomy and steroid pulse (TSP) therapy for patients with IgA nephropathy : a nationwide survey of TSP therapy in Japan and an analysis of the predictive factors for resistance to TSP therapy. Clin Exp Nephrol 2009 ; 13 : 460-466.

40) Kawamura T, et al : A multicenter randomized controlled trial of tonsillectomy combined with steroid pulse therapy in patients with immunoglobulin A nephropathy.Nephrol Dial Transplant 2014 ; 29 : 1546-1553.

41) Ito H, et al : IgA nephropathy in children : Natural history and prognostic significance of various clinical manifestations. In Arakawa M, et al (ed.), "Recent Studies of IgA Nephropathy in Japan", Niigata/London, Nishimura/Smith-Gordon, 1989 : 137-162.

42) Higa A, et al : Long-term outcome of childhood IgA nephropathy with minimal proteinuria. Pediatr Nephrol 2015 ; 30 : 2121-2127.

43) Cheng J, et al : ACEI/ARB therapy for IgA nephropathy : a meta analysis of randomised controlled trials. Int J Clin Pract 2009 ; 63 : 880-888.

44) Reid S, et al : Non-immunosuppressive treatment for IgA nephropathy. Cochrane Database Syst Rev 2011 ; (3) : doi: 10.1002/14651858.CD003962.pub2.

45) Praga M, et al : Treatment of IgA nephropathy with ACE inhibitors : a randomized and controlled trial. J Am Soc Nephrol 2003 ; 14 : 1578-1583.

46) Woo KT, et al : Disease progression, response to ACEI/ATRA therapy and influence of ACE gene in IgA nephritis. Cell Mol Immunol 2007 ; 4 : 227-232.

47) Russo D, et al : Coadministration of losartan and enalapril exerts additive antiproteinuric effect in IgA nephropathy. Am J Kidney Dis 2001 ; 38 : 18-25.

48) Ellis D, et al : Long-term antiproteinuric and renoprotective efficacy and safety of losartan in children with proteinuria. J Pediatr 2003 ; 143 : 89-97.

49) Shima Y, et al : Lisinopril versus lisinopril and losartan for mild childhood IgA nephropathy : a randomized controlled trial (JSKDC01 study). Pediatr Nephrol 2019 ; 34 : 837-846

50) Jafar TH, et al : Proteinuria as a modifiable risk factor for the progression of non-diabetic renal disease.Kidney Int 2001 ; 60 : 1131-1140.

51) Park HC, et al : Effect of losartan and amlodipine on proteinuria and transforming growth factor-beta1 in patients with IgA nephropathy.Nephrol Dial Transplant 2003 ; 18 : 1115-1121.

52) Brodsky SV, et al : Acute kidney injury during warfarin therapy associated with obstructive tubular red blood cell casts : a report of 9 cases. Am J Kidney Dis 2009 ; 54 : 1121-1126.

53) Brodsky SV, et al : Warfarin-related nephropathy occurs in patients with and without chronic kidney disease and is associated with an increased mortality rate. Kidney Int 2011 ; 80 : 181-189.

54) Brodsky SV, et al : Warfarin therapy that results in an International Normalization Ratio above the therapeutic range is associated with accelerated progression of chronic kidney disease. Nephron Clin Pract 2010 ; 115 : c142-c146.

55) Danziger J : Vitamin K-dependent proteins, warfarin, and vascular calcification. Clin J Am Soc Nephrol 2008 ; 3 : 1504-1510.

56) Weinstein RS : Glucocorticoid-induced osteonecrosis. Endocrine 2012 ; 41 : 183-190.

57) Drescher W, et al : Steroid-related osteonecrosis--an update.Nephrol Dial Transplant 2011 ; 26 : 2728-2731.

58) Fujimoto S, et al : Holter electrocardiogram monitoring in nephrotic patients during methylprednisolone pulse therapy. Am J Nephrol 1990 ; 10 : 231-236.

59) Salonen A, et al : Recovery after tonsillectomy in adults : a three-week follow-up study. Laryngoscope 2002 ; 112 : 94-98.

60) Heiser C, et al : Taste disturbance following tonsillectomy--a prospective study.Laryngoscope 2010 ; 120 : 2119-2124.

61) Windfuhr JP, et al : Post-tonsillectomy and-adenoidectomy hemorrhage in nonselected patients. Ann Otol Rhinol Laryngol 2003 ; 112 : 63-70.

62) Lowe D, et al : Tonsillectomy technique as a risk factor for postoperative haemorrhage. Lancet 2004 ; 364 : 697-702.

63) Walker P, et al : Post-tonsillectomy hemorrhage rates : are they technique-dependent? Otolaryngol Head Neck Surg 2007 ; 136 (4 Suppl) : S27-31.

64) Arnoldner C, et al : Surgical revision of hemorrhage in 8388 patients after cold-steel adenotonsillectomies. Wien Klin Wochenschr 2008 ; 120 : 336-342.

65) Hessén Söderman AC, et al：Reduced risk of primary postoperative hemorrhage after tonsil surgery in Sweden：results from the National Tonsil Surgery Register in Sweden covering more than 10 years and 54,696 operations.Laryngoscope 2011；121：2322-2326.

66) Tomkinson A, et al：Risk factors for postoperative hemorrhage following tonsillectomy. Laryngoscope 2011；121：279-288.

67) Pratt LW：Tonsillectomy and adenoidectomy：mortality and morbidity. Trans Am Acad Ophthalmol Otolaryngol 1970；74：1146-1154.

68) KDOQI Work Group：KDOQI Clinical Practice Guideline for Nutrition in Children with CKD：2008 Update. Executive summary. Am J Kidney Dis 2009；53（Suppl 2）：S11-104.

69) Chaturvedi S, et al：Protein restriction for children with chronic renal failure. Cochrane Database Syst Rev 2007；(Issue 4)：CD006863.

70) Goto M, et al：Risk stratification for progression of IgA nephropathy using a decision tree induction algorithm. Nephrol Dial Transplant 2009；24：1242-1247.

71) Goto M, et al：A scoring system to predict renal outcome in IgA nephropathy：a nationwide 10-year prospective cohort study. Nephrol Dial Transplant 2009；24：3068-3074.

参考にした二次資料

CQ5
a)　厚生労働科学研究費補助金難治性疾患克服研究事業 エビデンスに基づく IgA 腎症診療ガイドライン 2017.

CQ6
a)　厚生労働科学研究費補助金難治性疾患克服研究事業 エビデンスに基づく IgA 腎症診療ガイドライン 2017.

CQ10
a)　厚生労働科学研究費補助金難治性疾患克服研究事業 エビデンスに基づく IgA 腎症診療ガイドライン 2017.
b)　日本腎臓学会　CKD 診療ガイドライン 2018.

第3章 微小変化型ネフローゼ症候群（MCNS）の治療・管理

MCNSの90％以上はステロイド感受性で寛解するが，30〜40％は頻回再発型ネフローゼ症候群，33〜42％は成人期でも再発を繰り返すか免疫抑制薬による治療が必要であるため，治療を継続して転科する。

● 解説：小児科医から

小児ネフローゼ症候群の原疾患の約90％が特発性ネフローゼ症候群であり，そのうちの約80％がMCNSである。MCNSの90％以上はステロイド感受性であり，多くは腎不全に進行することなく腎機能予後の良好な疾患である。一方，約30〜40％は頻回に再発する頻回再発型ネフローゼ症候群となり，一部では免疫抑制薬使用下であっても頻回に再発を認める難治性のネフローゼ症候群となる症例も認める。

近年では，頻回再発型ネフローゼ症候群やステロイド依存性ネフローゼ症候群に対する免疫抑制薬として，シクロスポリンを代表とするカルシニューリン阻害薬が頻用されている。約半数は成人期でも再発を繰り返し，免疫抑制薬の使用が必要となることから[1]，33〜42％は免疫抑制薬の内服などによる管理が必要となり，内科での継続した管理が必要とされる[2,3]。

コラム⑨　特発性ネフローゼ症候群と微小変化型ネフローゼ症候群

腎臓内科医にとって"特発性ネフローゼ症候群"というのは耳慣れない用語である。腎臓内科では，"原発性ネフローゼ症候群"や"一次性ネフローゼ症候群"という表現を用いるが，これらの用語は二次性を除いたネフローゼ症候群の総称を意味する。腎臓内科でも"特発性膜性腎症"や"特発性膜性増殖性糸球体腎炎"という用語は用いられる。腎生検による組織病型が確定され，薬剤やウイルスなどの二次性要因がすべて否定された場合に"特発性"となる。ネフローゼ症候群を呈する場合，原則的に腎臓内科医は腎生検を実施し（Q3参照），組織病型が確定されるため"特発性ネフローゼ症候群"に相当する患者は少なくなる。そのため，腎臓内科医にとっては馴染みのない用語なのであろう。

一方，小児腎臓医は"特発性ネフローゼ症候群"という用語を日常的に用いている。小児ネフローゼ症候群の80％は微小変化型であり，その90％以上がステロイド感受性である。腎生検による侵襲を考慮すると，小児では腎生検を実施せずに治療を優先することが一般的であるため（Q3参照），組織病型が確定されず"特発性ネフローゼ症候群"に相当する患者が多くなる。したがって，"特発性ネフローゼ症候群"という用語は，腎生検で確定診断された微小変化型ネフローゼ症候群と同義ではないが，多くの場合は微小変化型を想定していると考えてもよい。

Q2 ネフローゼ症候群の診断基準, 治療効果判定基準, 治療反応による分類は？

小児と成人では, ネフローゼ症候群の診断基準のみではなく, 治療効果判定基準や治療反応による分類基準も異なる。

「小児特発性ネフローゼ症候群診療ガイドライン2013」[4], 「エビデンスに基づくネフローゼ症候群診療ガイドライン2017」[5]から, 用語の定義を解説する(表1, 表2)。ネフローゼ症候群の診断基準として, 高度蛋白尿に加えて低アルブミン血症が必須である点は小児・成人で共通しているが, 基準となる数値は異なる。治療効果判定基準や治療反応による分類にも小児・成人で相違があり, 注意が必要である。

表1. 診断基準と治療効果判定基準

	小児	成人
診断基準		
	① 高度蛋白尿：早朝尿の尿蛋白/Cr比 2.0 g/gCr以上, または夜間蓄尿で40 mg/時間/m²以上 かつ ② 低アルブミン血症(血清アルブミン2.5 g/dL以下)	① 蛋白尿：3.5 g/日(尿蛋白/Cr比 3.5 g/gCr)以上が持続する かつ ② 低アルブミン血症：血清アルブミン値3.0 g/dL以下(血清総蛋白量6.0 g/dL以下も参考とする)
治療効果判定基準		
完全寛解	① 試験紙法で3日連続早朝尿蛋白陰性 または ② 3日連続早朝尿の尿蛋白/Cr比 0.2 g/gCr未満	尿蛋白：0.3 g/日(g/gCr)未満
不完全寛解	① 試験紙法で早朝尿蛋白1+以上, または早朝尿の尿蛋白/Cr比 0.2 g/gCr以上 かつ ② 血清アルブミン2.5 g/dLを超える	
不完全寛解I型		尿蛋白：0.3 g/日以上1.0 g/日(g/gCr)未満
不完全寛解II型		尿蛋白：1.0 g/日以上3.5 g/日(g/gCr)未満
無効		尿蛋白：3.5 g/日(g/gCr)以上
再発	試験紙法で3日連続早朝尿蛋白3+以上(尿蛋白/Cr比 2.0 g/gCr以上)	完全寛解から ① 尿蛋白1.0 g/日(g/gCr)以上 または ② 2+以上の尿蛋白が2〜3回持続

表2. 治療反応による分類

	小児	成人
治療反応による分類		
ステロイド抵抗性	副腎皮質ステロイドを4週間以上連日投与しても完全寛解しない	十分量の副腎皮質ステロイドのみで治療し，1カ月後の判定で完全寛解または不完全寛解 I 型に至らない
難治性ネフローゼ症候群	・ステロイド感受性のうち，標準的な免疫抑制薬治療では寛解を維持できず，頻回再発型やステロイド依存性のままで，副腎皮質ステロイドから離脱できない（難治性の頻回再発型・ステロイド依存性ネフローゼ症候群） ・ステロイド抵抗性のうち，標準的な免疫抑制薬治療では完全寛解しない（難治性のステロイド抵抗性ネフローゼ症候群）	副腎皮質ステロイドと免疫抑制薬を含むさまざまな治療を6カ月間行っても完全寛解または不完全寛解 I 型に至らない
ステロイド依存性	副腎皮質ステロイド減量中または中止後14日間以内に2回連続して再発	副腎皮質ステロイドを減量または中止後に再発を2回以上繰り返し，副腎皮質ステロイドを中止できない
頻回再発型	① 初回寛解後6カ月間以内に2回以上再発 または ② 任意の12カ月以内に4回以上再発	6カ月間に2回以上再発
長期治療依存型		2年間以上継続して副腎皮質ステロイド，免疫抑制薬などで治療

コラム⑩　小児の頻回再発型ネフローゼ症候群とステロイド依存性ネフローゼ症候群

　　国際小児腎臓病学会（International Study of Kidney Disease in Children）による国際法としての再発治療は，プレドニゾロン60 mg／m^2／日で寛解導入後，40 mg／m^2／日を4週間隔日投与し，終了となる。
　　国際法変法は，寛解導入後の隔日投与期間を国際法より2週間長い6週間とし，隔日投与中の投与量が異なる。副腎皮質ステロイド治療期間が原法に比べて長く，臨床的には副腎皮質ステロイドの休薬期間がほとんどないことに変わりがないため，頻回再発型とステロイド依存性は区別せず同一群として"頻回再発型・ステロイド依存性ネフローゼ症候群"と表すことが多い。

Q 3 　腎生検の適応は？

　小児では，①微小変化型以外の組織型を疑う徴候があるネフローゼ症候群，②ステロイド抵抗性ネフローゼ症候群，③カルシニューリン阻害薬を使用している場合に腎生検を行う。一方，成人の一次性ネフローゼ症候群では原則全例に腎生検を考慮する。

● 解説：小児科医から

● 微小変化型以外の組織型を疑う徴候があるネフローゼ症候群

　小児ネフローゼ症候群では，微小変化型が約80％であることが報告され，その90％以上がステロイド感受性であることから，微小変化型以外の組織型の可能性が考えられる場合には腎生検による組織診断を行ったうえで治療方針を決定することが推奨されている。

　微小変化型以外の組織型の可能性が高く，腎生検が推奨される場合は下記①〜⑤である[4]。

① 1歳未満
② 持続的顕微鏡的血尿（RBC≧20／HPF），肉眼的血尿
③ 高血圧，腎機能障害
④ 低補体血症
⑤ 腎外症状（発疹，紫斑など）

● ステロイド抵抗性ネフローゼ症候群

　腎生検による組織学的診断を行い，膜性腎症などの糸球体腎炎を除外したうえで治療方針を決定すること

が推奨されている。組織型が巣状分節性糸球体硬化症で，完全寛解に至らなかった場合は10年間で約40％が末期腎不全に進行するという報告もあり[6]，腎生検による組織学的診断が予後予測の一助となる。

● カルシニューリン阻害薬を使用している場合

　カルシニューリン阻害薬による副作用として最も問題となるのが慢性腎毒性であり，2年以上の使用でそのリスクが上昇すると報告されている[7,8]。頻回再発型ネフローゼ症候群に対する腎毒性は，シクロスポリンの投与期間が長くなるに従い増加する[9]。カルシニューリン阻害薬による慢性腎毒性の診断は，血液検査や尿検査では不可能なため腎生検で組織評価する必要がある。ガイドライン2019では，投与開始後定期的（2〜3年後）に腎生検を行い，腎毒性の有無を評価することが望ましいとする腎生検の定期検査が推奨される予定である。

● 解説：内科医から

● 病因別，年齢別割合

　成人ネフローゼ症候群の病因別頻度として，一次性（原発性）糸球体疾患（IgA 腎症を除く）が約60％と最も多く，IgA 腎症が約5％を占めている。二次性糸球体疾患のなかでは糖尿病性腎症とループス腎炎が多く，アミロイド腎症がそれに続く[5]。一次性糸球体疾患の病型分類では MCNS（約40％）が最多で，膜性腎症（約30％），巣状分節性糸球体硬化症（約10％）と続く。年齢別に頻度をみると，30歳までの若年者では一次性糸球体疾患（IgA 腎症を除く）が全ネフローゼ症候群に占める割合は80％以上であるが，中・高齢者では約60％と低くなる。ループス腎炎は20〜50歳に多く，糖尿病性腎症は40歳以上の中・高齢者に，アミロイド腎症は70歳以上の高齢者に多い[5]。65歳以上の高齢ネフローゼ症候群を対象とした解析では，膜性腎症36.5％，MCNS13.4％であり，続いて糖尿病性腎症，アミロイド腎症な

どの難治性糸球体疾患の占める割合が高かった[5, 10, 11]。

　このように，成人ネフローゼ症候群ではさまざまな組織型が含まれるため，「エビデンスに基づくネフローゼ症候群診療ガイドライン2017」[5]に明確な記載はないが，特に一次性ネフローゼ症候群では腎生検を行って治療方針を決定することが多い。例外としては，比較的急性の経過で発症し，蛋白尿が高選択性を示すことで MCNS を強く示唆する患者などがあげられる。高選択性の蛋白尿を呈する患者は，成人でも副腎皮質ステロイドに対する反応性が良好であり，90％以上が寛解に至る[11, 12]。また，一般に二次性ネフローゼ症候群のなかで糖尿病性腎症が強く疑われる患者に腎生検は行わない。しかし，基礎疾患に糖尿病があっても，網膜症を欠き，臨床経過や蛋白尿の選択性から MCNS を含む一次性糸球体疾患が示唆される患者では，腎生検が考慮される。

Q 4　初発時治療における副腎皮質ステロイドの投与量と投与期間は？

小児では，初発時治療で国際法（プレドニゾロン60 mg / m² / 日または2.0 mg / kg / 日（最大60 mg / 日）で開始，8週間投与）を選択することが推奨される。成人では，通常プレドニゾロン0.8 ～ 1.0 mg / kg / 日（最大60 mg / 日）で開始し，漸減しながら1 ～ 2年程度継続される。

● 解説：小児科医から

国際法（8週間投与）と長期漸減法（6カ月間投与）を比較したRCT（初発小児特発性ネフローゼ症候群のプレドニゾロン治療のRCT）において，国際法が長期漸減法の有効性に劣らないことが証明された[13]。副腎皮質ステロイドの長期投与による副作用の点から，初発ネフローゼ症候群では国際法による治療が推奨される[14]（図1）。

プレドニゾロンの最大投与量については，「KDIGOガイドライン」[15]，「小児特発性ネフローゼ症候群診療ガイドライン2013」[4]，「エビデンスに基づくネフローゼ症候群診療ガイドライン2017」[5]において，初回の最大投与量60 mg / 日，減量時の最大投与量40 mg / 日を推奨している。

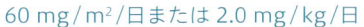
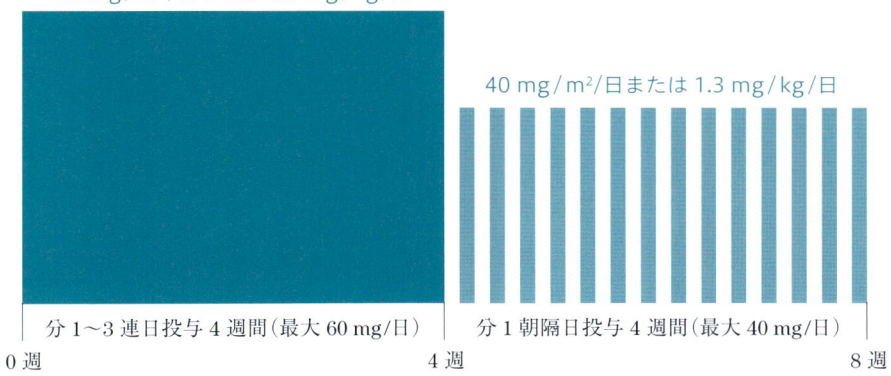

60 mg / m² / 日または 2.0 mg / kg / 日

40 mg / m² / 日または 1.3 mg / kg / 日

分 1 ～ 3 連日投与 4 週間（最大 60 mg / 日）　　分 1 朝隔日投与 4 週間（最大 40 mg / 日）

0 週　　　　　　　　　　　　　　　4 週　　　　　　　　　　　　　　　8 週

図1.　初発時の副腎皮質ステロイド治療：国際法（副腎皮質ステロイド8週間投与）
体重，体表面積は，身長からみた標準体重を用いて計算する。

初期投与量として，通常は体重換算で50〜60 mg /日とし，連日投与で開始する（図2）[5]。寛解後は1〜2週間持続して使用する。したがって，初期量を2〜4週間程度持続する。その後，2〜4週間ごとに5〜10 mgずつ漸減する。5〜10 mg /日に達したら，再発をきたさない最小量で1〜2年程度漸減しながら継続し，中止する[5]。シクロスポリン単独での治療は尿蛋白減少効果を認めるものの，完全寛解率ではプレドニゾロンに劣り，また完全寛解までの期間も長かった[16]。

KDIGO ガイドライン[15]では，わが国で入手可能である保険適用外の治療として，ミコフェノール酸モフェチル，アザチオプリンをあげている。しかし，これら薬剤による尿蛋白減少効果や腎機能低下抑制効果に対する有効性はエビデンスが少なく明らかではない。

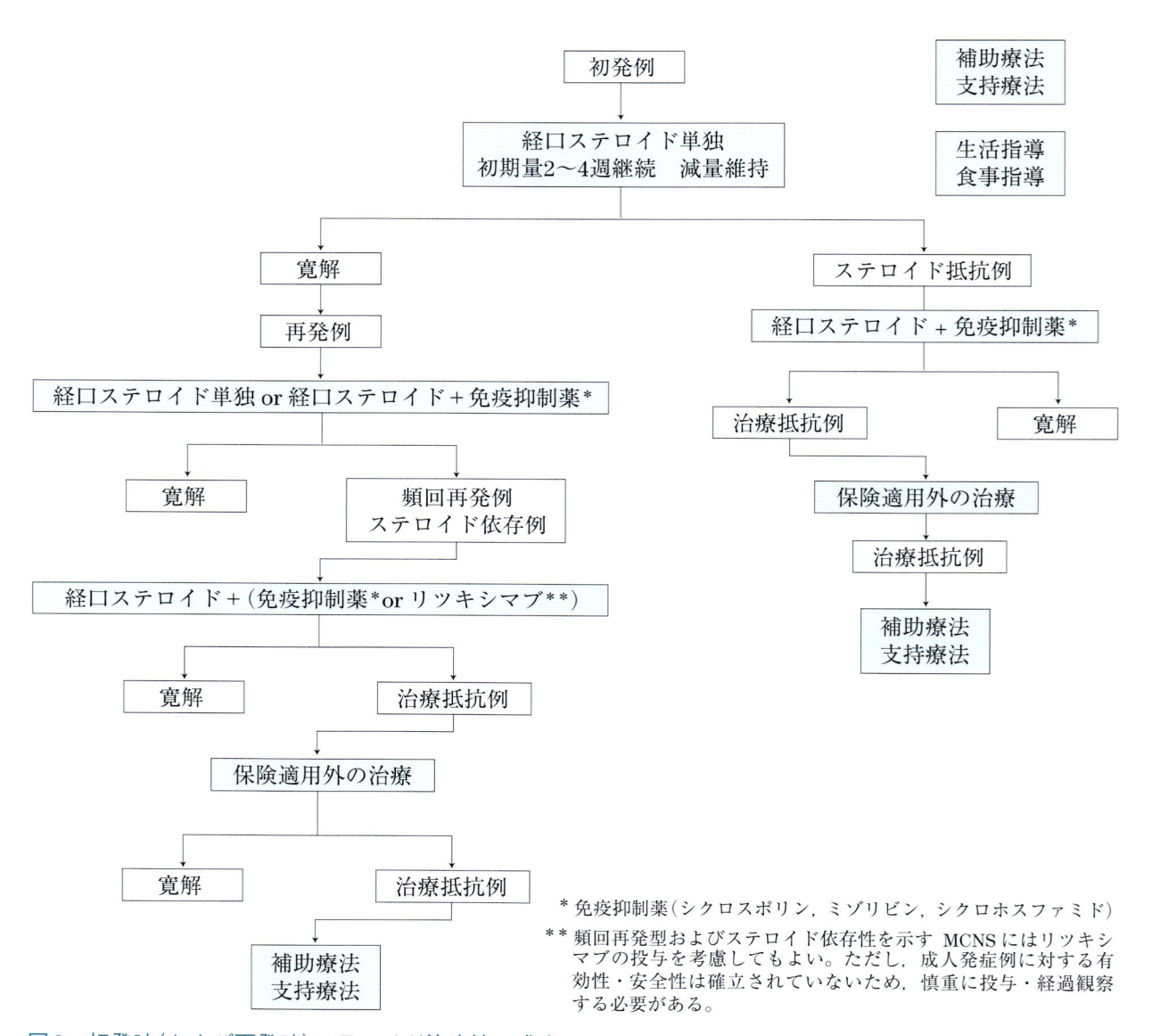

* 免疫抑制薬（シクロスポリン，ミゾリビン，シクロホスファミド）
** 頻回再発型およびステロイド依存性を示す MCNS にはリツキシマブの投与を考慮してもよい。ただし，成人発症例に対する有効性・安全性は確立されていないため，慎重に投与・経過観察する必要がある。

図2. 初発時（および再発時）ステロイド治療法：成人

丸山彰一（監修）：エビデンスに基づくネフローゼ症候群診療ガイドライン2017より引用

Q 5 　初発時治療に対する反応性と経過は？

　小児期発症ネフローゼ症候群では，約80 ～ 90％がステロイド感受性ネフローゼ症候群である。25 ～ 30％は初発時治療後再発なく経過するが，30 ～ 40％は頻回再発型ネフローゼ症候群となる。成人でも寛解率は小児と差がなく，副腎皮質ステロイドの減量による再発率は30 ～ 70％とされ，20 ～ 30％程度が頻回再発型・ステロイド依存性ネフローゼ症候群に分類される。

● 解説：小児科医から

　小児期発症ネフローゼ症候群の約80 ～ 90％はステロイド感受性ネフローゼ症候群(図)である。その病理所見のほとんどがMCNSで，多くは残腎機能予後良好な疾患群である。

　寛解後の再発の頻度は，副腎皮質ステロイドの投与法により異なる。わが国の標準的な投与法(Q4, Q7参照)では，初発から2年間でステロイド感受性ネフロー

ゼ症候群のうち25 ～ 30％が初発治療後に再発なく経過するが，50％は頻回再発型・ステロイド依存性ネフローゼ症候群となる[13]。頻回再発型・ステロイド依存性ネフローゼ症候群に対しては，副腎皮質ステロイドの副作用軽減のため免疫抑制薬による治療を行う(Q9参照)が，5 ～ 10％は治療に反応せず頻回再発型・ステロイド依存性のままであり，15 ～ 20％は薬剤中止

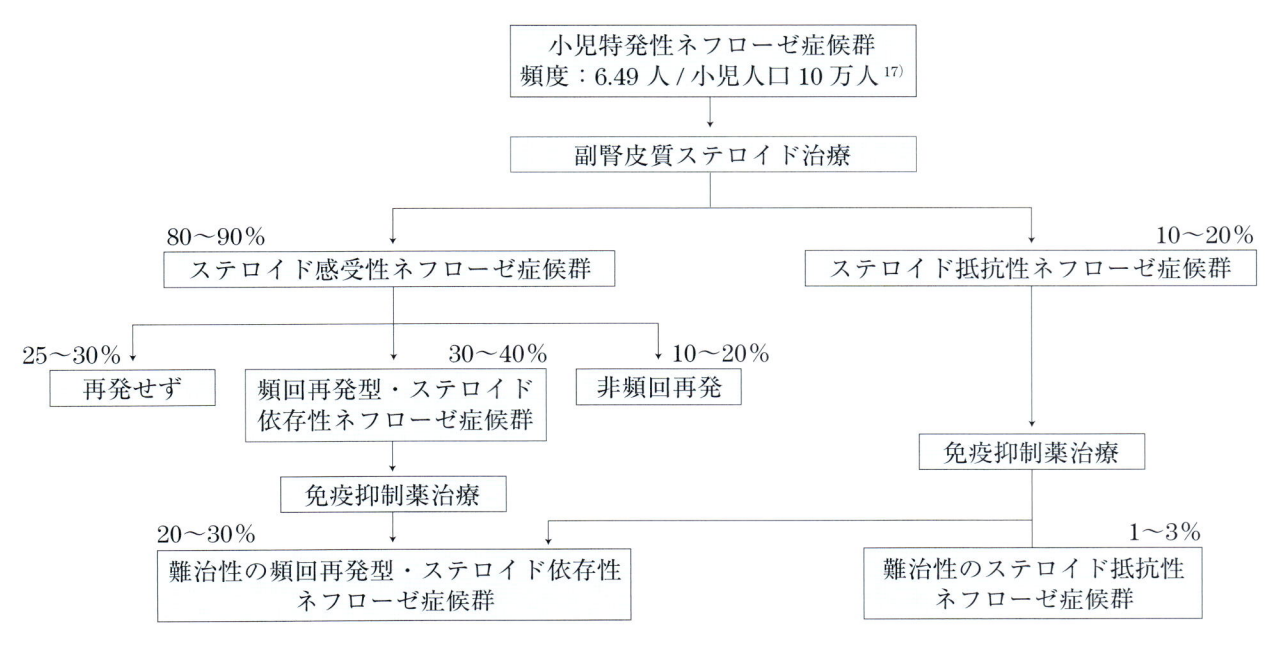

(割合は全ネフローゼ症候群を対象にしたおおよその比率)

図. ネフローゼ症候群の治療反応による分類

に伴い再度頻回再発型・ステロイド依存性となる[18]。これらの患者を難治性の頻回再発型・ステロイド依存性ネフローゼ症候群と呼び，成人期に至っても長期管理を要する。

また，ステロイド抵抗性ネフローゼ症候群のなかの10％はいずれの治療にも抵抗性で，寛解に至らない患者は難治性のステロイド抵抗性ネフローゼ症候群と定義され，将来的に腎不全に至るリスクが高い[18]。

● 解説：内科医から

小児に比較して治療効果の発現は緩徐であるが，2〜4週間程度で尿蛋白量減少の効果が現れ，寛解率は小児と差がなく90％以上とされる。一次無効症例では，巣状分節性糸球体硬化症の患者で分節性病変のない領域の検体で診断した可能性を疑う[19,20]。年齢の影響として，50歳以上では若年者に比較して寛解導入までの期間が遷延する傾向が報告されている[21]。副腎皮質ステロイドの減量による再発率は30〜70％と高頻度である[11,12,22]。再発予測因子としては，"寛解までの時間"や"年齢"が関係するとされており，治療開始から寛解までの期間が長くなるに従い再発のリスクが高く[23]，若年者は高齢者に比較して1〜2年以内の再発率が高いとされている[24]。しかし，高齢者であっても生涯再発率は高い可能性があり，65歳以上の患者の治療開始後から初回再発までの期間は中央値で647日，累積再発率は77％と高値であったと報告されている[25]。また，成人では20〜30％程度が頻回再発型・ステロイド依存性ネフローゼ症候群に分類される[5]。

小児期発症で成人期に達した症例の長期経過に関する報告によると，小児期発症ステロイド感受性ネフローゼ症候群42例（男性26例，年齢18〜46歳）の2.9〜39.0年（中央値22.0年）に及ぶ観察結果では，33.3％が移行後に再発していた。身長，BMI，腎機能は正常であったが，子をもうけたのは8例（男性3例）であった[3]。同様に102例を対象にした別の報告によると，42.2％が成人での再発を経験していた[2]。また，44.2％が骨粗鬆症や過体重など，治療に関する問題が生じていた。成人期での再発は，低年齢での発症，小児期に頻回の再発，小児期から免疫抑制薬の併用が必要な患者で多いとされる[2,26]。わが国の報告では，シクロスポリンに関するRCT後10年に及ぶ観察研究において，観察終了時の平均年齢が18.7歳にもかかわらず，過体重や低身長のほかに骨粗鬆症，白内障，高血圧症の発症があり，薬剤との関連が否定できなかった[1]。

コラム⑪　国際法で副腎皮質ステロイドを急に中止して大丈夫か

副腎皮質ステロイドの副腎機能抑制による副作用が問題となり得る。特に，頻回再発型・ステロイド依存性ネフローゼ症候群で副腎皮質ステロイドが長期投与されている場合や発熱・手術などの侵襲が加わったときに急に中止すると，相対的・絶対的に副腎皮質ホルモンが不足することがある。対応策として，ストレスが加わっている間は一時的に副腎皮質ステロイドの補充が行われる。

Q 6 　副腎皮質ステロイドの減量方法は？

　小児では，成長障害を避けるために寛解導入後は隔日内服に変更し，減量する。一方，成人ネフローゼ症候群では，副腎皮質ステロイドの隔日投与による副作用軽減の有効性は明らかでない。また，寛解後に副腎皮質ステロイド療法維持期間を設けることが推奨されている。

● 解説：小児科医から

　小児ネフローゼ症候群に対する副腎皮質ステロイドによる成長障害は，成人になってからでは回復しないため，長期的な観点から重篤な副作用であるといえる。副腎皮質ステロイドは，プレドニゾロン総投与量を1日量に換算して0.2 mg/kg以上の投与量で有意に成長障害をきたすと報告されている[27]。また，腎疾患や腎移植のために副腎皮質ステロイドの連日投与が行われ，成長障害を認めていた患者を隔日内服に変更したこと

で成長が加速し，成長障害が改善したことが報告されている[28, 29]。

　これらのことから，小児ネフローゼ症候群では副腎皮質ステロイドの使用量を減らすことを積極的に考慮し，長期投与を要する場合は隔日投与や免疫抑制薬を使用することで副腎皮質ステロイドの減量中止に努めるべきであり，小児において副腎皮質ステロイドの隔日投与は一般的な使用方法である。

● 解説：内科医から

　成人での副腎皮質ステロイド隔日投与の有効性について，「エビデンスに基づくネフローゼ症候群診療ガイドラインガイドライン2017」[5]ではWaldmanら[20]の報告を引用している。この報告では，成人発症MCNSの患者(連日投与65例，隔日投与23例)を後ろ向きに解析した結果，寛解導入率，寛解導入までの期間，再発率，再発までの期間，合併症の発生率に差はなかったとしている。しかし，合併症の発生率自体は低く，詳細な群間の記載もなされていない。現時点では，成人ネフローゼ症候群に対して副腎皮質ステロイドの投

与方法を隔日投与とすることで，連日投与に比較して副作用が軽減するかについて検証した研究は極めて少なく，その有効性は明らかでない。

　寛解後の副腎皮質ステロイド投与期間について，小児では2〜3カ月を超えて使用する有益性がないとされる一方，成人ではネフローゼ症候群寛解後に維持期間を設けることが提案されている。しかし，明確なエビデンスに基づいて定められた維持期間はなく，個々の病態に応じて決定されているのが現状である。

Q 7 再発時の副腎皮質ステロイド投与量と投与期間は？

小児では，再発時の治療として国際法変法または長期漸減法を選択することを推奨する。成人では，初発時治療と同量・同期間の治療を開始するか初発時治療より減量したプレドニゾロン20〜30 mg/日を投与する。

● 解説：小児科医から

再発時の治療に対するRCTは存在せず，減量方法について一定の見解はない。尿蛋白陰性化後4日目から副腎皮質ステロイドを隔日内服へ減量し，国際法変法（図）や長期漸減法に準拠して副腎皮質ステロイドの減量を行うことが一般的である[4]。

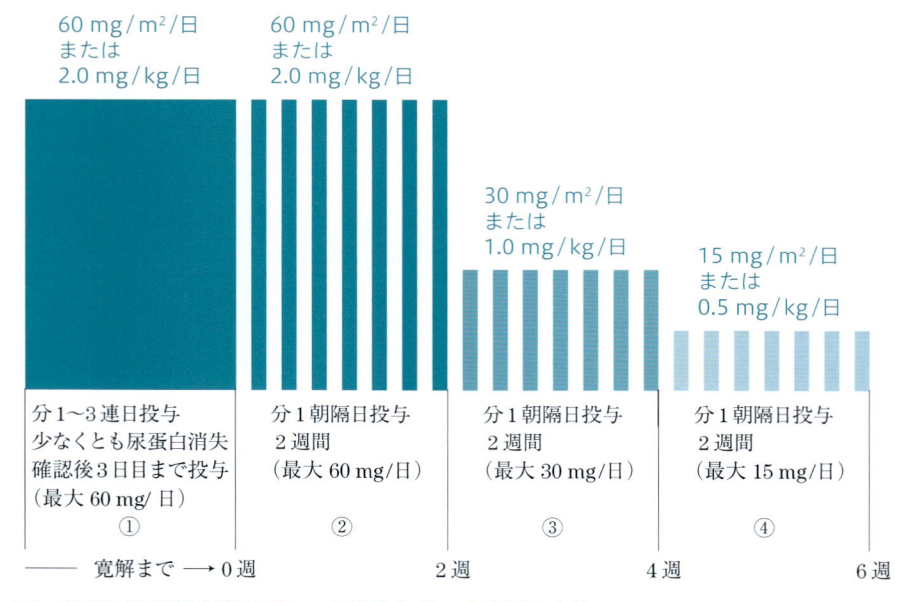

60 mg/m²/日 または 2.0 mg/kg/日

60 mg/m²/日 または 2.0 mg/kg/日

30 mg/m²/日 または 1.0 mg/kg/日

15 mg/m²/日 または 0.5 mg/kg/日

分1〜3連日投与 少なくとも尿蛋白消失確認後3日目まで投与 （最大60 mg/日） ①

分1朝隔日投与 2週間 （最大60 mg/日） ②

分1朝隔日投与 2週間 （最大30 mg/日） ③

分1朝隔日投与 2週間 （最大15 mg/日） ④

—— 寛解まで → 0週　　　　　　　2週　　　　4週　　　　6週

図. 再発時副腎皮質ステロイド投与法：国際法変法
ただし②以下の減量法に関しては，主治医の裁量に委ねられる部分が大きい。
体重，体表面積は，身長からみた標準体重を用いて計算する。

● 解説：内科医から

　成人のMCNSでも副腎皮質ステロイドに対する反応は良好であるが，再発率が約30～70％程度みられ[11, 12, 30]，頻回再発型やステロイド依存性を示す患者も存在する。再発時の治療に対する成人のRCTは存在せず，KDIGOガイドラインではMCNSの頻回再発例でなければ，初発時治療と同じ副腎皮質ステロイド投与量と投与期間の治療を提案している。「エビデンスに基づくネフローゼ症候群診療ガイドライン2017」[5]では，再発を認識して治療を再開する時期をいつにするかで条件が異なる可能性を示唆している。頻回再発型においては，完全寛解状態から尿蛋白1 g/gCrの発現で再発治療を開始する場合，副腎皮質ステロイド投与量は初期量より少ない20～30 mg/日で行うことも考えられる。一方，3.5 g/gCrまで待って再発として治療を開始する場合，初期量同様で開始することを勧めるKDIGOの提案も支持される。いずれにせよ，これらの条件を分けたエビデンスは乏しいため，状況に応じた投与法を推奨している。

コラム⑫　小児では国際法と長期漸減法のどちらが一般的か

　最新のCochrane[1]では，初発時の治療における国際法（8週間投与）と長期漸減法（3～7カ月）の効果は同等と評価している。KDIGOガイドライン[2]では，4週（ISKDC原法）～6週（ヨーロッパ）[3]の初期治療後に2～5カ月間の減量を推奨している。わが国の臨床試験JSKDC（japanese study group of kidney disease in children）では国際法を採用している。国際法の治療では，6カ月の長期漸減法と比較して初発から2年間の再発頻度で劣っていないことが報告され[4]，メタ解析でも同等と評価[5]されたことで国際法治療が推奨[5, 6]されている。

　再発治療では，再発時の国際法変法（隔日投与期間が長い）と長期漸減法が国際法に比較して一般的[7]とされるが，国際法変法と長期漸減法の利用頻度についてデータはない。

文献

1)　Hahn D, et al：Corticosteroid therapy for nephrotic syndrome in children. Cochrane Database Syst Rev 2015；（3）：CD001533.
2)　Kidney Disease：Improving Global Outcomes（KDIGO）. Guideline for Glomerulonephritis.Steroid sensitive nephrotic syndrome in children. Kidney Int（Suppl）2012；2：163-171.
3)　Arbeitsgemeinschaft für Pädiatrische Nephrologie：Short versus standard prednisone therapy for initial treatment of idiopathic nephrotic syndrome in children. Lancet 1988；1：380-383.
4)　Yoshikawa N, et al, Japanese Study Group of Kidney Disease in Children：A multicenter randomized trial indicates initial prednisolone treatment for childhood nephrotic syndrome for two months is not inferior to six-month treatment. Kidney Int 2015；87：225-232.
5)　Hodson EM, et al：Corticosteroids for the initial episode of steroid-sensitive nephrotic syndrome. Pediatr Nephrol 2015；30：1043-1046.
6)　日本小児腎臓病学会（編）：小児特発性ネフローゼ症候群診療ガイドライン2019（作成中：2019.02時点の情報より）：診断と治療社，東京，2019.
7)　吉川徳茂, 他, 日本小児腎臓病学会学術委員会小委員会「小児ネフローゼ症候群薬物治療ガイドライン作成委員会」：小児特発性ネフローゼ症候群薬物治療ガイドライン1.0版. 日小児腎臓病会誌2005；18：170-181.

Q 8 　ステロイドパルス療法の適応は？

　小児では，ステロイド抵抗性ネフローゼ症候群の寛解導入にステロイドパルス療法は有効である可能性が示されている。成人では，全身性浮腫により腸管浮腫が顕著な患者にステロイドパルス療法を含む経静脈的投与を考慮してもよいとされている。

● 解説：小児科医から

　ステロイドパルス療法は，ステロイド抵抗性ネフローゼ症候群の寛解導入に有効である可能性が示されているが，ステロイドパルス療法単独での使用は推奨されず，シクロスポリンとの併用が推奨されている。一般に，メチルプレドニゾロンを1日30 mg/kg/日，最大1 g，3日間を1クールとして点滴静注で行う[4]。

　巣状分節性糸球体硬化症にステロイドパルス療法＋シクロスポリン＋プレドニゾロンを12カ月間継続投与した臨床試験では，85.7％の高い寛解率が得られたと報告されている[31]。この研究では，ステロイドパルス療法を治療開始1，2，5，9，13週目，合計5クール

で実施している。

　しかし，小児ステロイド抵抗性ネフローゼ症候群に対するステロイドパルス療法単独についてのRCTは存在せず，観察研究が散見されるのみでエビデンスレベルの高い試験は実施されていない。現在，わが国ではステロイド抵抗性ネフローゼ症候群に対し，ステロイドパルス療法＋シクロスポリン＋プレドニゾロンとシクロスポリン＋プレドニゾロンを比較したRCTが行われ，経過観察期間が終了しており，その結果が待たれる（UMINID：C000000007）。

● 解説：内科医から

　全身性浮腫が顕著な患者では，腸管浮腫によって薬剤を含む吸収不良を起こすことが知られているが，副腎皮質ステロイドの吸収に関する明確なデータはない。「エビデンスに基づくネフローゼ症候群診療ガイドライン2017」[5]では，蛋白尿の反応性が悪い場合に静注副腎皮質ステロイド療法あるいはステロイドパルス療法を考慮する必要があるかもしれないとしている。しかし，静脈内投与の有効性については血中濃度をモニタリングしていないので正確には評価できない。ステロイドパルス療法は，メチルプレドニゾロンを1日500 mg～1 g，3日間を1クールとして1～2週間ごとに必要に応じて3クール程度静注で行われることが多い。

　有効性については，血中濃度を速やかに上昇させ通常量より効果発現までの時間を短縮することで尿蛋白の減少を早め，後療法としての副腎皮質ステロイドを減量できる利点が報告されている。一方，MCNSに対するステロイドパルス療法と経口プレドニゾロン30 mg/日のRCTでは，寛解率に有意差がなかったとする国内の報告や，ステロイドパルス療法のほうが経口副腎皮質ステロイドよりも早期に治療効果が得られる反面，再発率が高かったとする報告もある[32]。経口副腎皮質ステロイドとステロイドパルス療法では寛解導入に有意差はないが，ステロイドパルス療法のほうが副作用が少ないとする海外の報告もある[33]。

Q9 免疫抑制薬の適応と選択(優先順位)は？

小児では，頻回再発型ネフローゼ症候群に対してシクロスポリンとシクロホスファミドは同等に推奨される。ステロイド抵抗性ネフローゼ症候群に対してはシクロスポリンが第一選択薬として推奨される。難治性の頻回再発型・ステロイド依存性ネフローゼ症候群に対しては，寛解維持のためにリツキシマブが推奨される。成人では，概ね小児と同様であるが，リツキシマブの有効性については結論が得られておらず，適応を慎重に判断する必要がある。

● 解説：小児科医から

副腎皮質ステロイドでの長期治療は副作用が出現するため，免疫抑制薬の導入を推奨する。現在，わが国で保険適用を有す免疫抑制薬は，シクロスポリン，シクロホスファミド，ミゾリビン(頻回再発型ネフローゼ症候群を除く)の3剤である。

● 頻回再発型・ステロイド依存性ネフローゼ症候群

頻回再発型ネフローゼ症候群に対しては，シクロスポリンとシクロホスファミドが同等に推奨され，シクロスポリンが多く使用されている[14]。シクロスポリンは頻回再発型・ステロイド依存性ネフローゼ症候群に非常に有効な薬剤であり，ほとんどの患者で副腎皮質ステロイドの漸減中止が可能である。しかし，シクロスポリン中止後に再発する患者が多いことが問題である(投与量と投与期間はQ10参照)。

シクロホスファミドが頻回再発型ネフローゼ症候群に有効であることは，複数のRCTで証明されている。しかし，低年齢[34〜36]，ステロイド依存性ネフローゼ症候群[36,37]，病理組織が巣状分節性糸球体硬化症[38]の患者では治療効果が乏しいことが報告されており，ステロイド依存性ネフローゼ症候群ではシクロスポリンが第一選択薬として推奨される。

ミゾリビンはRCTでプラセボと有意差がなかった

ためコクランレビューでは推奨されていない。その後，頻回再発型・ステロイド依存性ネフローゼ症候群に対するミゾリビンの高用量の研究が相次いで報告された[39〜42]。特に，通常用量($4 \sim 6$ mg/kg/日)と高用量($7 \sim 10$ mg/kg/日)を比較したコホート研究では，高用量のほうが有効であり血中ミゾリビン濃度のピークが$3.0\,\mu$g/mL以上の症例で有意に再発回数が減少したと報告されている[43]。しかし，添付文書では頻回再発型ネフローゼ症候群に保険適用はなく，成人の1日量が150 mg/日であることに留意する必要がある。

また，保険適用外ではあるが，副作用で標準的な免疫抑制薬を使用できない頻回再発型・ステロイド依存性ネフローゼ症候群に対する治療として，ミコフェノール酸モフェチル，タクロリムスの使用が提案される[4]。

難治性の頻回再発型・ステロイド依存性ネフローゼ症候群に対しては，寛解維持のためにリツキシマブの投与が推奨される[14](詳細はQ11参照)。

● ステロイド抵抗性ネフローゼ症候群

ステロイド抵抗性ネフローゼ症候群を対象としたシクロスポリンのRCTでは，投与開始6カ月時点での不完全・完全寛解率が80〜100%[44,45]と有効であったことが報告されている。なお，シクロホスファミドは，シクロホスファミド＋副腎皮質ステロイドと副腎皮質

ステロイド単独投与を比較した二つのRCT[46, 47]で寛解率に有意差がなかった。これらの結果から，小児ステロイド抵抗性ネフローゼ症候群の寛解導入療法の第一選択薬として，シクロスポリンが推奨される。

成人では，MCNSの20〜30％程度が頻回再発型・ステロイド依存性ネフローゼ症候群に分類される。再発時には副腎皮質ステロイドを増量し，再発予防と副腎皮質ステロイドの減量を目的に免疫抑制薬の併用が考慮される[5]。シクロスポリン，シクロホスファミド，ミゾリビンに加え，2014年からリツキシマブが使用可能となった（頻回再発型・ステロイド依存性ネフローゼ症候群に保険適用）。ミコフェノール酸モフェチル，タクロリムス，アザチオプリンなど，ほかの免疫抑制薬の多くは原発性糸球体疾患に対して保険適用外となるのは小児と同様である。

頻回再発型・ステロイド依存性ネフローゼ症候群

シクロスポリンとシクロホスファミドの臨床効果を比較した少数の成人例（微小変化型あるいは巣状分節性糸球体硬化症以外の組織診断例は除外）を含む2年間のRCT[48]では，プレドニゾロン（1 mg/kg/日）の投与で完全寛解に導入した後に，シクロホスファミドを投与した群（2.5 mg/kg/日，8週間）とシクロスポリンを投与した群（5 mg/kg/日を9カ月間投与し，以降毎月25％減量して12カ月で中止）で寛解維持率や再発率などを比較した。その結果，シクロスポリン投与群はシクロホスファミド投与群に劣るもののRCT開始前と比較して両群で再発回数や副腎皮質ステロイド投与量の減少が認められた。わが国で行われた成人MCNSの初回再発例に対するRCTでは，シクロスポリンと副腎皮質ステロイド（0.8 mg/kg/日）併用療法群では，副腎皮質ステロイド単独療法群（1.0 mg/kg/日）と比較し，再発後2週目の尿蛋白の有意な減少と寛解までの期間短縮が認められた[49]。

シクロホスファミドに関しては，Makらが51例の成人MCNSを対象に行った長期予後に関する後ろ向き観察研究の一部で，シクロホスファミド（2〜2.5 mg/kg/日，連日，8週間）を投与した5例の頻回再発型ネフローゼ症候群（2回以上）のうち4例がシクロホスファミド治療後平均観察期間9.1年のあいだ寛解状態を維持したと報告している[50]。また，Nolascoらは89例の成人発症MCNSの長期経過に関する後ろ向き観察研究の一部で，23例の頻回再発型ネフローゼ症候群を含む36例のシクロホスファミド投与例（うち11例でプレドニゾロン併用）は寛解維持期間が長く，その66％が5年間以上寛解状態を維持したと報告している[51]。

ミゾリビン，ミコフェノール酸モフェチル，アザチオプリンについて，成人でも蛋白尿減少効果を期待できる可能性はあるが，MCNSに関するこれら薬剤の有効性はエビデンスが少なく，現時点では明らかでない。

ステロイド抵抗性ネフローゼ症候群

若年者と比較して，高齢者では副腎皮質ステロイド治療の反応が緩慢であるが，加えて限られた生検材料では診断しきれない巣状分節性糸球体硬化症や二次性糸球体疾患による蛋白尿の可能性も考慮される。「エビデンスに基づくネフローゼ症候群診療ガイドライン2017」[5]では，巣状分節性糸球体硬化症を念頭にCattranら[52]のRCTの報告から，副腎皮質ステロイドへのシクロスポリンの追加併用は尿蛋白減少および腎機能低下抑制に有効であり，推奨されている。一方，そのほかの免疫抑制薬の追加が尿蛋白減少・腎機能低下抑制に有効かどうかは明らかでないとされている。

成人患者への免疫抑制薬

上記から，副腎皮質ステロイドに加えて免疫抑制薬シクロスポリン1.5〜3.0 mg/kg/日またはシクロホス

ファミド50～100 mg／日で8～12週間（欧米では2.5～3.0 mg／kg／日を8週間使用）の追加投与を考慮しても

よい。ミゾリビン150 mg／日の使用を否定しない。

コラム⑬　無投薬でも再発しなくなった場合の経過観察

　最初の1年は3カ月ごとに外来で経過観察として尿検査を行うが，その後は1年に1～2回程度にする。何年目まで経過を観察するかについての指標はなく，数年間安定していて病歴の理解・自立ができていれば経過観察を終了することもあり，経過観察の方法については病歴と主治医の裁量に委ねるところが大きい。

　無症状であっても月1回程度の蛋白尿検査（市販の尿検査薬を用いた自己検尿）を提案する。上気道炎後や体調不良を自覚したとき，浮腫などネフローゼ症候群の症状を呈したときには検査を行うように指導する。顕著な浮腫や高度の低アルブミン血症が生じる以前に治療を再開することが，より早期に寛解を得ることに有効である可能性を説明することも考慮される。

コラム⑭　成長からみた転科の時期

　小児科における副腎皮質ステロイド投与法の特徴は，小児の特性である成長に配慮した隔日減量法である。内科による連日投与法では低身長をきたしやすいため，骨端線が閉じた後に内科への転科が望ましい。

コラム⑮　小児の年齢によって治療法は変わるか

　最終身長に達した患者に対する副腎皮質ステロイドや特有の副作用を有する免疫抑制薬では，年齢を考慮することがある。例えば，副腎皮質ステロイド減量時は成長を考慮した隔日内服法で減量するが，骨端線が閉じて成長期が過ぎた場合は内科と同様の連日投与も選択肢となる。シクロホスファミドは高用量で無精子症の原因となる。女性における性腺への影響は明確でないが，思春期では性腺抑制作用を有するシクロホスファミドの投与は避ける。シクロスポリンは幼弱な糸球体の成熟を損なう[1]と報告されていることから，年少児に対するシクロスポリンを避ける施設もある。

文献
1)　Fujita S, et al : Cyclosporine A causes maturation failure in embryonic-type glomeruli persisting after birth. J Nephrol 2011 ; 24 : 474-481.

Q 10 シクロスポリンの投与量と投与期間，モニタリングは？

小児・成人ともにシクロスポリンは頻回再発型・ステロイド依存性ネフローゼ症候群およびステロイド抵抗性ネフローゼ症候群に有効な薬剤であり，血中濃度をモニタリングして投与量を調節することが推奨される。

小児では，頻回再発型・ステロイド依存性ネフローゼ症候群に対してシクロスポリン2.5 mg/kg/日で開始し，血中濃度管理はトラフ値（内服前血中濃度）またはC2値（投与後2時間血中濃度）で行う。ステロイド抵抗性ネフローゼ症候群では，2.5～5.0 mg/kg/日で開始し，血中濃度管理はトラフ値で行う。また，長期使用に伴う腎毒性評価を目的に腎生検の実施が推奨される。

成人では，頻回再発型ネフローゼ症候群に対してシクロスポリン1.5 mg/kg/日，ステロイド抵抗性（巣状分節性糸球体硬化症，膜性腎症）に対して3 mg/kg/日を分2で経口投与とする。C2値を指標に患者ごとに至適投与量を決める必要があるのは小児と同様である。

● 解説：小児科医から

● モニタリングについて

移植領域ではAUC（area under the curve：血中濃度–時間曲線下面積）やC2値が，トラフ値よりも正確に体内薬物動態を反映し，臨床成績と相関することが知られている。また，シクロスポリンの腎毒性はAUCと最も良く相関するとされ[53]，小児ネフローゼ症候群のAUCも腎移植領域と同様にC2値と最も相関することが報告されている[53, 54]。このような背景から，わが国の小児頻回再発型ネフローゼ症候群93例を対象としたC2高値調節群（C2 600～700 ng/mLで6カ月間，C2 450～550 ng/mLで18カ月間）と低値調節群（C2 450～550 ng/mLで6カ月間，C2 300～400 ng/mLで18カ月間）のRCTが行われた。その結果，24カ月時点の寛解維持率に有意差はなかったが，C2高値群のほうが期間内での再発回数・頻回再発化阻止率ともに優れていた。また，有害事象の発生率に有意差がないことが報告された[55]。

上記の結果から，ガイドライン2019では頻回再発型ネフローゼ症候群に対し，シクロスポリンのトラフ値，

C2値の目標値が併記される予定である。ただし，C2値は採血する僅かな時間の誤差が血中濃度に大きな影響を及ぼすことには留意する必要がある。

● 頻回再発型・ステロイド依存性ネフローゼ症候群

シクロスポリン2.5 mg/kg/日を分2で開始し，血中濃度をモニタリングしながら管理する。目標血中濃度は，トラフ値で80～100 ng/mLが6カ月間，以降60～80 ng/mL[4, 14]，C2値で600～700 ng/mLが6カ月間，以降450～550 ng/mLが推奨される[14]。これは，小児頻回再発型ネフローゼ症候群を対象としたサンディミュン®のRCTで投与量調節群（トラフ値80～100 ng/mLで6カ月間，60～80 ng/mLで18カ月間）が，2.5 mg/kg投与群よりも寛解維持効果に優れ（50% vs 15%，p=0.006）[56]，また小児頻回再発型ネフローゼ症候群を対象としたネオーラル®の多施設臨床試験で，上記のトラフ値管理で同様に有効で安全性が高いことが報告された（2年間無再発率58%，腎毒性8.6%）[57]た

めである。また，C2値については前述した通りである。

投与期間については，ステロイド依存性ネフローゼ症候群に対してシクロスポリン投与を半年間で終了したところ，87.5％が再び頻回再発化したとの報告[53]がある。また，臨床研究で2年間を一つの区切りとして実施している場合が多く，2年間のシクロスポリン投与期間中に無再発または非頻回再発である患者では2年間で一旦投与中止を検討する。一方，投与の中止とともに再頻回再発化する患者も多く，その場合には長期投与を必要とする。

● ステロイド抵抗性ネフローゼ症候群

シクロスポリン2.5〜5.0 mg/kg/日を分2で開始し，血中濃度をモニタリングしながら管理する[37]。目標血中濃度は，トラフ値で100〜150 ng/mLが3カ月間，80〜100 ng/mLが9カ月間，以降60〜80 ng/mLが推奨される[4,14]。シクロスポリン開始4〜6カ月で不完全寛解・完全寛解が得られない場合には，治療方針を再検討する。4〜6カ月の投与で不完全寛解・完全寛解に至る場合は1〜2年間の継続投与を推奨する。

● 解説：内科医から

● モニタリングについて

成人でも小児と同様に血中濃度のモニタリングが推奨される。マイクロエマルジョン製剤では，食前に服用したときの吸収は安定し，ほぼ均一なAUC0-4が得られるとともに，ピーク値（Cmax）となる服用後1〜2時間の血中濃度（C1，C2）とAUC0-4が相関することが報告されている[58,59]。しかし，消化管吸収には個人差があるため患者ごとに血中濃度を測定し，至適投与量を決める必要がある。C2値で600〜900 ng/mLが好ましい値と考えられる[60]。

● 使用量，投与法について

わが国では，頻回再発型ネフローゼ症候群にはシクロスポリン1.5 mg/kg/日，ステロイド抵抗性ネフローゼ症候群（巣状分節性糸球体硬化症，膜性腎症を想定）にはシクロスポリン3 mg/kg/日を分2で経口投与する[5]。必要有効最小量を6カ月投与し，有効な場合は1年間継続する。MCNSの頻回再発型では中止できない場合もあり，長期投与を余儀なくされることもある。一般には副腎皮質ステロイドと併用するが，糖尿病などで副腎皮質ステロイドの使用が困難な場合は単独投与されることもある。

1日1回食前投与を推奨する報告も少なくない[58〜60]。

その場合は，シクロスポリンの初期量を2 mg/kg/日からとし，血中濃度を測定して増量が必要であれば3 mg/kg/日までの範囲で投与量を調節する。ただし，C2値などによる厳格な管理が必要である。6カ月以上使用して効果がみられない場合は中止する。また，寛解導入後に副作用に備え減量を考慮するが，再発にも注意しなければならない[5]。

● 腎生検について

一般的な推奨はなく，患者ごとに判断する。シクロスポリンの長期使用は腎機能障害を進行させるとされ，寛解導入後は有効最小量とすることが推奨される。副腎皮質ステロイドを減量しても寛解が維持できる患者に対しては，シクロスポリンの中止も試みるべきである。しかし，シクロスポリン減量後に蛋白尿が増加することはしばしば経験され，副腎皮質ステロイドを減量するために，少量長期投与を余儀なくされる場合もある。明確な腎生検の適応基準は「エビデンスに基づくネフローゼ症候群診療ガイドライン2017」[5]には示されていないが，シクロスポリンの副作用に触れた項目で「12〜18カ月」と記載されている。病理所見に応じてより有効な治療が選択可能とされる患者では，腎生検を考慮してもよいと思われる。

　小児期発症のステロイド感受性特発性ネフローゼ症候群で既存治療での寛解が維持できない難治性のネフローゼ症候群に対しては，リツキシマブが適応となる。1回375 mg/m^2（最大500 mg）を1週間ごとに4回までの連続投与が認められている。成人期再発例でも頻回再発型・ステロイド依存性ネフローゼ症候群と判断される場合，再発回数を減少させる可能性があるため投与を考慮してもよい。

● 解説：小児科医から

　2014年に保険適用されたネフローゼ症候群への適応は，小児期に特発性ネフローゼ症候群を発症しステロイド感受性を示す患者で，既存治療（副腎皮質ステロイド，免疫抑制薬など）では寛解が維持できない難治性のネフローゼ症候群（頻回再発型またはステロイド依存性を示す場合）である。用法用量は臨床試験の結果[61]から，1回375 mg/m^2（最大500 mg）を1週間ごとに4回の連続投与が認められている。

　「小児特発性ネフローゼ症候群診療ガイドライン2013」[4]では，1〜4回の点滴静注投与を推奨している。1[62]〜4回の投与回数による有効性が報告されていること，入院の負担や感染症・効果などを考慮し，実際は1回のみの投与やB細胞数の推移を見ながらの反復投与[63, 64]が選択されることが多い。

コラム⑯　リツキシマブ投与後の免疫抑制療法

　現時点では，症例ごとに検討する必要がある。リツキシマブでCD20枯渇効果が得られる投与後2週間までは再発を予防できる量での副腎皮質ステロイド治療を行うが，その後は漸減中止を考慮する。

　臨床試験（UMIN000001405）での併用免疫抑制薬の投与法は，リツキシマブ投与後12週間継続し，ミコフェノール酸モフェチルおよびミゾリビンは中止，シクロスポリンは12週間後から12週間かけて漸減中止し，無再発期間中央値が267日（95%CI：223〜374日）である[1]。全例が19カ月までに再発していることから寛解維持治療が重要である。リツキシマブの反復投与以外にミコフェノール酸モフェチルの有効性[2]が報告されていることから現在二重盲検臨床試験（UMIN000014347）が行われているが，現時点では症例ごとに検討する必要がある。

文献
1) Iijima K, et al：Rituximab for childhood-onset, complicated, frequently relapsing nephrotic syndrome or steroid-dependent nephrotic syndrome: a multicentre, double-blind, randomised, placebo-controlled trial. Lancet 2014；384：1273-1281.
2) Ito S, et al：Maintenance therapy with mycophenolate mofetil after rituximab in pediatric patients with steroid-dependent nephrotic syndrome. Pediatr Nephrol 2011；26：1823-1828.

● 解説：内科医から

Sugiuraらによる MCNS を含む成人原発性糸球体疾患24例に対するリツキシマブの効果に関する前向き研究では，治療6カ月後の MCNS と巣状分節性糸球体硬化症に尿蛋白の減少が認められている[65]。わが国のステロイド依存性 MCNS 54例を対象にしたコホート研究では，リツキシマブは副腎皮質ステロイドの減量に有効であった[66]。海外で成人15例の微小変化群（発症年齢はさまざま）を含む頻回再発型もしくはステロイド依存性ネフローゼ症候群30例を対象にしたコホート研究においても，リツキシマブは副腎皮質ステロイドやほかの免疫抑制薬の減量に有効であった[67]。そのほかにもリツキシマブの有効性を示唆する少数のケースシリーズ，後ろ向き研究，症例報告が発表されている。

成人ネフローゼ症候群に対する尿蛋白減少・腎機能低下抑制効果のエビデンスは十分でないが，頻回再発型ネフローゼ症例群やステロイド依存性ネフローゼ症例群に有効な可能性がある。成人発症例を対象とした臨床研究は少なく，成人期発症の難治性のネフローゼ症候群に対する有効性と安全性については確立されていない。添付文書では「難治性のネフローゼ症候群に用いる場合は，小児期に特発性ネフローゼ症候群を発症しステロイド感受性を示す患者で，既存治療（ステロイド，免疫抑制剤等）では寛解が維持できない患者に限ること」と記載されている。また，小児の"難治性ネフローゼ症候群"はステロイド抵抗性だけでなく依存性も内包される一方，成人の"難治性ネフローゼ症候群"はもっぱらステロイド抵抗性をさし，ステロイド依存性（あるいは頻回再発型）を含まないことに注意する必要がある（Q2参照）。

これらのことから，リツキシマブは成人期に再発したときにも蛋白尿を減少する可能性があり，投与を考慮してもよい。成人への投与法については小児に準ずるほか，わが国では500 mg/回を1回[68]，海外では1,000 mg/回を2週間間隔で2回投与が有効であると報告されている[69]。1回投与法では効果が弱いとする意見もあるが，投与量・投与法・投与期間については確立されていない。成人期での再発にリツキシマブの投与が考慮される目的の一つは，次回の再発を抑制しつつ副腎皮質ステロイドやほかの免疫抑制薬を減量するためである。リツキシマブの投与後に寛解を得られれば，それらの薬剤は減量される場合が多い。リツキシマブの投与後にほかの薬剤の減量速度や有効な併用薬剤について検討した報告はなく，患者ごとに検討する必要がある。小児ではさまざまな臨床研究が進んでおり（UMIN000014347, UMIN000014895, UMIN 000015220, UMIN000016764），前述の小児科医からの解説も参考となる。

Q12 補助療法について（ST合剤・スタチン・ビスホスホネート製剤を併用しますか？）

小児では，ST合剤・スタチン・ビスホスホネート製剤の併用は一般に行わない。一方，成人では，免疫抑制療法の程度や寛解に至るまでの期間，発症時の基礎疾患，性別を考慮し，適切な補助療法の導入が検討される。

● 解説：補助療法ごとに小児科医，内科医の順で記載

● ST合剤

小児ネフローゼ症候群における副腎皮質ステロイドや免疫抑制療法による感染症の発症頻度は明らかでなく，ST合剤の直接的な有効性を示す報告はない。しかし，膠原病や移植領域では免疫抑制薬の長期使用や高用量副腎皮質ステロイド治療によって高頻度にニューモシスチス肺炎などの重篤な感染症を合併するとされており[70,71]，長期間ネフローゼ状態が持続する場合や高度な免疫抑制状態が長期間に渡る場合は，それぞれの患者に合わせてST合剤を含む抗菌薬の投与を検討してもよい[72]。難治性の頻回再発型・ステロイド依存性ネフローゼ症候群に対し，リツキシマブの投与が保険適用された。現在，難治性の頻回再発型・ステロイド依存性ネフローゼ症候群を対象としたリツキシマブ治療併用下でのミコフェノール酸モフェチルのRCT（UMIN：000014347）が行われている。このRCTにおいても末梢血B細胞数が回復するまでST合剤を内服するプロトコールを採用していることから，リツキシマブ投与によるB細胞枯渇期間にはST合剤の併用を実施している施設が多いと思われる。

成人であっても既報では小児と同様であり，ネフローゼ症候群に対する直接的な有効性を示す報告はない。ST合剤の治療効果が示されているニューモシスチス肺炎に対して，ネフローゼ症候群と同様に免疫抑制薬を使用する関節リウマチなどの治療では，ST合剤の予防内服が勧められている。さまざまな病態に中等量以上の副腎皮質ステロイド，シクロスポリン，アザチオプリンを使用するとニューモシスチス肺炎が懸念され，罹患すれば致死率も高い。生物学的製剤を使用中の関節リウマチ患者では，ニューモシスチス肺炎発症の予測因子として免疫抑制薬のほかに，加齢・糖尿病・肺疾患などがあげられており[73]，小児と比較すると成人のリスクは同等以上と推察される。そこで，免疫抑制療法中の急速進行性腎炎症候群，メトトレキサートならびに生物学的製剤使用中の関節リウマチ，急性リンパ球白血病，免疫抑制作用の強い特定の抗悪性腫瘍薬，副腎皮質ステロイド使用中の血液疾患，腎移植後の患者に対して，さまざまなガイドラインではST合剤の予防内服が勧められている。

これらのことから「エビデンスに基づくネフローゼ症候群診療ガイドライン2017」[5]では，全患者ではないものの，免疫抑制薬，生物学的製剤，副腎皮質ステロイドの一定量以上の投与（概ねプレドニゾロン換算で20 mg/日を1カ月以上）がある場合には，ネフローゼ症候群のニューモシスチス肺炎予防としてST合剤の内服は妥当と提案している。保険適用での使用としては，バクタ®配合錠1日1回1〜2錠を連日あるいは週3日投与を参考とする。腎機能の低下した患者では適切な減量を要する。骨髄抑制，皮疹，低ナトリウム血症などの副作用を認めることは稀ではない。

● スタチン

　一般に，小児でも脂質異常症をネフローゼ症候群に認めるが，一時的で寛解に至れば改善するため治療は不要である。しかし，ステロイド抵抗性ネフローゼ症候群では脂質異常症が持続し，心血管系合併症の原因となり得るとされ，さらに難治性のネフローゼ症候群を呈する巣状糸球体硬化症などでは脂質代謝異常が糸球体硬化の進行に関与する可能性が指摘されている[74]。食事・運動療法で改善が認められない場合は薬物療法の適応となるが，ネフローゼ症候群に対するスタチンの使用により心血管疾患の発症予防や生命予後改善効果を示した前向き研究はなく，その効果は不明である[75]。小児では，短期的な使用の安全性と効果を示した小規模研究のみ報告されている[76]。

　成人では，基本的な方針は小児と同様である。ネフローゼ症候群に対して，スタチン製剤の心血管疾患予防効果や生命予後の改善効果を一次エンドポイントとした前向き研究はこれまでにない。ネフローゼ症候群142例と年齢・性別をマッチさせた健常者142例のコホート研究では，心筋梗塞の発症が健常者と比較して5.5倍に増加し，死亡リスクも2.8倍に増加していたと報告されている[77]。スタチンによるネフローゼ症候群の脂質代謝異常改善効果については，健常者と同様に，総コレステロール，LDLコレステロール，中性脂肪低下作用，HDLコレステロール増加作用が報告されている[78,79]。また，ネフローゼ症候群に対するスタチンの投与は，腎機能低下を抑制する可能性も報告されている[79,80]。これらのことから，「エビデンスに基づくネフローゼ症候群診療ガイドライン2017」[5]では，大量の尿蛋白が長期間（3カ月以上）持続する難治性のネフローゼ症候群において，脂質代謝異常改善の目的でスタチンの使用が推奨されている。

　小児・成人を問わず，スタチン使用時にはシクロスポリンとの併用で血中からのスタチン消失遅延による横紋筋融解症のリスクが高くなるため，投与する場合は十分な注意が必要である。特にピタバスタチン・ロスバスタチンは併用禁忌とされている。

● ビスホスホネート製剤

　小児では，副腎皮質ステロイド投与中にビスホスホネート製剤を投与すると骨密度が有意に上昇したと報告[81]されているが，小規模で十分なエビデンスとは言い難い。むしろ骨代謝回転を極度に抑制する結果，骨の伸張が阻害されたり[82]，骨のリモデリングが抑制され骨強度が低下するとの報告[83]もあり，その投与には細心の注意を要する。また，将来妊娠時の胎児への影響は不明であり，現時点では小児におけるビスホスホネートの安全性は確立されておらず，医師それぞれの裁量に委ねられている。したがって，有効性と安全性を総合的に勘案すると，成長に関する考慮を要さない思春期以降のネフローゼ症候群の患者のみ適応があると考えるべきである。また，腎障害を有する患者には推奨されない。

　成人では，「エビデンスに基づくネフローゼ症候群診療ガイドライン2017」[5]のCQとしてステロイド誘発性大腿骨頭壊死の発症進展予防におけるビスホスホネート製剤の有効性が検討されたが，現時点では統一した見解は得られないとされた。一方，18歳以上の男女を対象とした「ステロイド性骨粗鬆症の管理と治療ガイドライン：2014年改訂版」[84]では，骨折リスクをスコア化し，一定のリスク以上の症例に対しては，ライフスタイルの改善，食事栄養指導，運動療法などの一般的な指導に加え，ビスホスホネート製剤の投与を推奨している。一般に，経口副腎皮質ステロイド（プレドニゾロン換算5 mg/日以上）を3カ月以上使用する患者では，薬物療法（第一選択薬はビスホスホネート製剤，第二選択は活性型ビタミンD_3製剤や遺伝子組換えテリパラチド）を推奨している。成人では初発時治療からビスホスホネート製剤が併用される場合が多い。妊娠を希望する閉経前の女性においては，そもそもエビデンスが限られることや胎児への影響が明らかではないことを重視し，薬物療法についての推奨は行わないと結論されている。男性においても骨の伸長に配慮して成長期の投与には注意が必要と考えられているのは小児と同様である。

Q 13　治療の副作用・合併症は？

　小児では，特に重要となるのが成長障害である。年少児では成人と比較して精神症状や消化器症状の発症頻度は低く，その程度も軽度であることが多い。また，易感染性が問題となることは少ない。成人では，特に重要となるのが感染症である。腎予後が良好なMCNSを含め，感染症が死因の第1位であり過半数を占める。

● 解説：副作用・合併症ごとに小児科医，内科医の順で記載

　小児・成人ともに副腎皮質ステロイドの長期内服による副作用が最も問題となる。副作用は多岐にわたり，さまざまな側面から経時的に評価したうえで介入する必要がある。比較的頻度が高く重篤な副作用として，成長障害，高血圧，耐糖能異常，易感染性，眼合併症，骨合併症，大腿骨頭壊死があげられる。その頻度は高いものの，副腎皮質ステロイドの内服終了とともに改善する副作用は，満月様顔貌，中心性肥満，ざ瘡，食欲亢進，気分変調（年長児では特にうつ症状），消化器症状などである。特に重要であると考えられるステロイド合併症について概説する。

● 成長障害

　小児では長期的な観点から最も重篤な副作用である。プレドニゾロン総投与量を1日量に換算して0.2 mg/kg以上で有意に成長障害をきたすとする報告がある[27]。特に，思春期における副腎皮質ステロイドの成長への影響は大きいため，思春期の評価が重要であるとともに副腎皮質ステロイドの使用量を減らすことを積極的に考慮する。副腎皮質ステロイドの長期投与を要する場合には，免疫抑制薬を使用し，副腎皮質ステロイドの減量中止に努めるべきである。

● 眼合併症

　小児においても副腎皮質ステロイドの副作用として眼合併症は重要である。

1.　白内障

　副腎皮質ステロイドによる白内障は後嚢下白内障が多い。その発症率は，副腎皮質ステロイドの総投与量と投与期間が関連するとの報告がある一方，関連性は認められないとする報告もある[85]。一般に，プレドニゾロン10 mg/日以上の使用や1年以上の長期投与で発症率が高くなるとされる。症状は羞明や視力低下などがあるが，年少児では訴えがわかり難く発見が遅れることもあり重症化しやすい。定期的な眼科受診を行い，白内障の合併と進行の状態を早期の段階で把握し，副腎皮質ステロイドや免疫抑制薬の使用方法を検討することが望ましい[86]。

2.　緑内障

　小児では副腎皮質ステロイド開始数日後から眼圧が上昇する症例が報告され，投与後早期（1週間前後）に眼圧評価が必要であると考える[4]。失明のリスクもあることから適切な眼圧評価が重要であり，特にプレドニゾロン60 mg/m²連日の初期治療量内服中は定期的な眼科受診が望ましい[87]。

　成人では，上記の眼合併症は後期にみられる副腎皮質ステロイドの副作用として「エビデンスに基づくネフローゼ症候群診療ガイドライン2017」[5]に示されている。さらに，加齢や糖尿病などの合併症が眼疾患の

進行に影響する可能性も高く，定期的な眼科受診が望ましいのは小児と同様である。

● 骨合併症

小児期の骨は骨形成優位の高回転代謝状態であるため，副腎皮質ステロイドによる骨形成抑制の影響を受けやすく，特に代謝回転の速い海綿骨に影響を及ぼす。したがってネフローゼ症候群は骨密度低下や圧迫骨折のリスクとなり得る。一般に，副腎皮質ステロイド治療による骨塩減少は治療開始6カ月で急激に進行し，以降徐々に低下する2相性パターンを示す[88]。副腎皮質ステロイドを内服している小児の脊椎圧迫骨折は，骨塩量が年齢相当の−1.8SD以下になると発症リスクが有意に増加すると報告されており[81]，長期に副腎皮質ステロイドを内服している患者には，定期的な骨密度の測定が推奨される。

成人では，副腎皮質ステロイドによる腸管からのCa吸収低下，腎臓からのCa排泄促進による二次性副甲状腺機能亢進症，骨芽細胞の増殖・機能抑制，破骨細胞の機能亢進などにより，骨粗鬆症が発生しやすくなる。閉経後の女性では特に問題となり，ビスホスホネート製剤などの薬物療法が考慮される（Q12参照）。

● 易感染性

成人では特に重篤な合併症であり，生命予後に影響する。一般細菌感染のみならず，結核，ウイルス，真菌，原虫などの日和見感染のリスクが上昇する。特に，プレドニゾロン40 mg／日以上では厳重な注意が必要である[5]。感染症が発症した場合は，状態によって副腎皮質ステロイドの減量やガンマグロブリンが低下した患者には免疫グロブリン製剤の投与も考慮される。

● ステロイド精神病

成人でしばしば経験され，治療プロトコールの変更を余儀なくされる場合もある。症状は，不眠，不安，多弁，抑うつなどの軽症から，幻聴，幻視，錯乱，自殺企図などの重症まで幅広い。副腎皮質ステロイドの大量使用(特にプレドニゾロン換算0.5 mg／kg／日以上)で発症しやすく，減量とともに症状は軽快・消失する。副腎皮質ステロイドの減量が困難な場合や症状が重症な場合は，向精神薬を用いる。

● ステロイド糖尿病

成人では重篤な合併症である。副腎皮質ステロイド投与中はインスリンの血糖低下作用が阻害されるため糖尿病になりやすく，隔日投与より連日投与での発症が多い。ステロイド糖尿病では，空腹時血糖が正常で食後は高血糖になるため，食後の血糖測定が勧められる。副腎皮質ステロイドの減量に伴い改善するが，継続的な治療を要する患者やインスリンの導入が必要となる患者も少なくない。

● 大腿骨頭壊死

成人で稀に経験される。副腎皮質ステロイドによる血管内皮機能障害が発症機序の一つと考えられている。現時点で有効な予防手段はなく，副腎皮質ステロイドの使用量を必要最小限とすることが予防策につながる可能性がある。急に股関節痛が生じた場合は大腿骨頭壊死を疑い，MRIでの精査が望まれる。進行した患者には人工関節置換術を要する。

● その他

1．悪性腫瘍

成人では，免疫抑制療法との関連は不明であるが，ネフローゼ症候群の死因として感染症に次ぐ第2位である。腎予後が良好なMCNSにおいて，患者の生命予後に重篤な影響を及ぼす合併症であり，注意する必要がある。

2．B型肝炎再活性化と既感染に対する予防

成人のガイドラインでは，CQとして独立した検討が行われている。HBV再活性化による劇症化症例に対する発症後の核酸アナログ製剤での治療は予後不良であり，発症前の予防投与が必要である。HBs抗原が陰性でも，抗HBs抗体，抗HBc抗体の測

定を行う。既感染者に対してもHBV-DNAの測定を行い，陽性の場合には免疫抑制療法や化学療法を開始する前にB型肝炎ウイルスに対する治療を開始することが望ましい。肝臓専門医に相談することを推奨する。既感染者では（初回測定のDNA量が測定感度以下でも，肝機能に加えて）HBV-DNAの継続的なモニタリングが必要である。免疫抑制後，少なくとも12カ月は核酸アナログ製剤の投与を継続し，投与終了後12カ月間は厳重に経過観察を行うことが推奨される。また，その後も定期的にHBV-DNAの測定を繰り返すことが推奨される。

コラム⑰　転科におけるMCNS特有の問題点

　小児期発症の頻回再発型ネフローゼ症候群の半数以上が成人期でも再発を繰り返す[1]（Q1を参照）。日本小児腎臓病学会代議員施設へのアンケート[2]では1/3の小児腎臓科医は内科に転科させず継続して管理を行い，成人期になっても免疫抑制薬による管理が必要であったと回答している。病状が安定していない時期の転科は控えることが望ましいと考える小児科医は多く，特に頻回再発型ネフローゼ症候群では移行時期が難しい。

　好発年齢が幼児期である小児ネフローゼ症候群の一部では，改めて疾患を意識せず成人に到達することで，病気の理解・自己管理が不十分になることがある。十分な移行プログラムを経て内科に転科した場合には自立できることが予想されるが，副腎皮質ステロイドの投与法や免疫抑制薬の投与法に対する成人と小児の違い，外来診療スタイルの差異に戸惑うという意見を聞く。

　また，小児科では小児の特性である成長に配慮した副腎皮質ステロイドの投与法として，隔日減量法を実施しており，内科での連日投与法では低身長をきたしやすいことから（Q6参照），骨端線が閉じた後に内科への転科が望ましいとする小児科医の意見もある。

　さらに，保険適用外の治療に関しては施設間で対応が異なるため，保険適用外の治療を行っている場合は，同じ治療が受けられないことがある。

文献
1) Ishikura K, et al : Morbidity in children with frequently relapsing nephrosis : 10-year follow-up of a randomized controlled trial. Pediatr Nephrol 2015 ; 30 : 459-468.
2) Honda M, et al : The problem of transition from pediatric to adult healthcare in patients with steroid-sensitive nephrotic syndrome (SSNS) : a survey of the experts. Clin Exp Nephrol 2014 : 18 : 939-943.

Q 14 生活・運動・食事指導の留意点は？

急性期で浮腫が強い時期には食塩摂取制限が推奨される。一般に，水分制限，たんぱく質摂取制限は推奨されない。また，日常生活，運動制限は原則不要である。

● 解説：生活・運動・食事指導ごとに小児科医，内科医の順で記載

● 安静および運動制限

循環動態が不安定な患者や溢水による高血圧や肺水腫を有する一部の重症患者[4]を除き，安静は原則不要である。一般に，不要な安静を強いることは患児のQOL低下や心理面に影響を及ぼし，さらにネフローゼ症候群の重要な合併症である血栓症リスクの上昇や副腎皮質ステロイドなどによる骨粗鬆症・結石・肥満を助長させる可能性があることから，適度な運動が推奨される[89,90]。原則として寛解期に運動制限は不要であるが，副腎皮質ステロイドの長期投与による高度の骨粗鬆症など，合併症を有する場合はその程度に応じて過度な運動は避けるよう指導する。

成人では，基本的な方針は小児と同様である。短期的には運動負荷が蛋白尿を増加させるが，ネフローゼ症候群の長期予後における尿蛋白量や腎機能などに影響し得るかは不明であると報告されている[5]。寛解状態にない患者に対しては，入院中は比較的安静とされることが多い。しかし，血液凝固能亢進や長期臥床による血流うっ滞は，深部静脈血栓症および肺血栓塞栓症の危険因子と考えられていることから，過度の安静は好ましくない。したがって，深部静脈血栓症・肺血栓塞栓症予防のための運動は許容されると考えられる。寛解状態にある患者に対しては，運動制限を支持する臨床的なエビデンスはない。

● 食事制限

小児・成人ともに多くの時期で食事制限は不要であるが，病期や病態に応じて食塩摂取制限を主とした食事制限が必要になることがある。また，シクロスポリン服用中の患者は，グレープフルーツなど一部の柑橘類がシクロスポリンの血中濃度を上昇させるため，摂取を避けるべきである。

1. 食塩摂取制限

小児・成人ともに，ネフローゼ症候群の浮腫改善に対して食塩摂取制限が推奨される[4]。特に，多量の蛋白尿を認める時期，溢水や高血圧，ネフローゼ症候群に伴う急性腎不全を認める間は，軽度の食塩摂取制限が有用であると考えられる。浮腫の程度，患者の食事量に応じて制限の程度を調整し，利尿期に入れば適切なタイミングで食事制限を解除する。また，個人の味の嗜好もあり，過度の食塩摂取制限によって食事量が極端に減少する場合は食塩摂取制限の解除を検討する。今後の再発も見据え，自宅でも食塩摂取制限を行うことができるよう栄養指導を行うことが推奨される。

2. たんぱく質，エネルギー摂取量

小児では，低蛋白血症に対する高たんぱく質食の有効性に関する十分なエビデンスはない。小児においては成長を考慮した栄養療法が必要であり，年齢に応じたたんぱく質摂取を推奨する[4]。

エネルギー摂取量については，蛋白異化を抑えるために十分なエネルギー摂取が必要であり[4]，年齢相当の摂取を推奨する。副腎皮質ステロイド内服による空腹感の増強，食事摂取量増加が肥満につなが

る可能性があり，エネルギー摂取過剰にならないよう注意が必要である。

成人では，基本的な方針は小児と同様である。「腎疾患患者の生活指導・食事療法に関するガイドライン」[91]も参考に「エビデンスに基づくネフローゼ症候群診療ガイドライン2017」[5]では，副腎皮質ステロイド治療に対する反応性が良好であるMCNS患者については，厳格なたんぱく質摂取制限は不要であり，1.0〜1.1 g/kg標準体重/日のたんぱく質摂取が推奨されている。

エネルギー摂取量について，成人ネフローゼ症候群では蛋白異化が進みやすく，十分な摂取が必要とする考え方は小児と同様である[5]。「腎疾患患者の生活指導・食事療法に関するガイドライン」[91]も参考に「エビデンスに基づくネフローゼ症候群診療ガイドライン2017」[5]では，ネフローゼ症候群のエネルギー摂取量として，35 kcal/kg標準体重/日を推奨している。ネフローゼ症候群では副腎皮質ステロイド治療が行われることが多く，糖尿病や肥満を合併している状態では血糖値や体重の変化を考慮しながらエネルギー摂取の制限が必要となる場合もある。

3. 水分制限

小児では，食塩摂取制限下での水分制限は通常不要である。ただし，溢水，乏尿性の急性腎不全の合併などで水分制限をやむを得ず行う場合には，有効循環血漿量の評価を行い脱水に十分注意する必要がある。

成人では，ガイドラインに水分制限に関する記載はないが，基本的な方針は小児と同様で差し支えないと考える。

コラム⑱ ネフローゼ症候群患者の妊娠

ネフローゼ症候群の既往がある"現在は寛解中"の患者が挙児を希望する場合，どれくらい寛解を維持できていれば妊娠が安全かについて，レベルの高いエビデンスはない[1]。薬剤について，「副腎皮質ホルモン，シクロスポリン，タクロリムスは使用可能」「ミコフェノール酸モフェチル（MMF）は催奇形性があり妊娠前に中止すべき」「シクロホスファミドは量と年齢により妊孕性に影響を及ぼすため，妊娠可能な女性への使用は控える」とされている[1]。ビスホスホネートについては，骨に長期間留まる可能性があることから児への影響が完全には否定できないとして，一般に妊娠を希望する女性には控えられる。腎機能については，CKDステージG1，G2であっても妊娠合併症のリスクが高いことがわかっており，高血圧，蛋白尿と並んで厳重な注意が必要である。

文献
1) 成田一衛, 他, 日本腎臓学会学術委員会 腎疾患患者の妊娠：診療の手引き改訂委員会, 日本産科婦人科学会, 他：腎疾患者の妊娠診療ガイドライン2017. 日腎会誌 2017；59：955-1033.

3章 文献

1) Ishikura K, et al : Morbidity in children with frequently relapsing nephrosis : 10-year follow-up of a randomized controlled trial. Pediatr Nephrol 2015 ; 30 : 459-468.

2) Fakhouri F, et al : Steroid-sensitive nephrotic syndrome : from childhood to adulthood. Am J Kidney Dis 2003 ; 41 : 550-557.

3) Rüth EM, et al : Children with steroid-sensitive nephrotic syndrome come of age : long-term outcome. J Pediatr 2005 ; 147 : 202-207.

4) 日本小児腎臓病学会（編）: 小児特発性ネフローゼ症候群診療ガイドライン2013. 診断と治療社, 東京, 2013.

5) 丸山彰一（監修）, 厚生労働科学研究費補助金難治性疾患等政策研究事業（難治性疾患政策研究事業）難治性腎疾患に関する調査研究班（編）: エビデンスに基づくネフローゼ症候群診療ガイドライン2017. 東京医学社, 東京, 2017.

6) Cattran DC, et al : Long-term outcome in children and adults with classic focal segmental glomerulosclerosis. Am J Kidney Dis 1998 ; 32 : 72-79.

7) Iijima K, et al : Risk factors for cyclosporine-induced tubulointerstitial lesions in children with minimal change nephrotic syndrome. Kidney Int 2002 ; 61 : 1801-1805.

8) Fujinaga S, et al : Independent risk factors for chronic cyclosporine induced nephropathy in children with nephrotic syndrome. Arch Dis Child 2006 ; 91 : 666-670.

9) Hamasaki Y, et al : Nephrotoxicity in children with frequently relapsing nephrotic syndrome receiving long-term cyclosporine treatment. Pediatr Nephrol 2017 ; 32 : 1383-1390.

10) 松尾清一, 他 : 厚生労働省難治性疾患克服研究事業進行性腎障害に関する調査研究班 難治性ネフローゼ症候群分科会 ネフローゼ症候群診療指針. 日腎会誌 2011 ; 53 : 78-122.

11) Fujimoto S, et al : Minimal change nephrotic syndrome in adults : response to corticosteroid therapy and frequency of relapse. Am J Kidney Dis 1991 ; 17 : 687-692.

12) Nakayama M, et al : Steroid responsiveness and frequency of relapse in adult-onset minimal change nephrotic syndrome. Am J Kidney Dis 2002 ; 39 : 503-512.

13) Yoshikawa N, et al : A multicenter randomized trial indicates initial prednisolone treatment for childhood nephrotic syndrome for two months is not inferior to six-month treatment. Kidney Int 2015 ; 87 : 225-232.

14) 日本小児腎臓病学会（編）: 小児特発性ネフローゼ症候群診療ガイドライン2019（作成中 : 2019.02時点の情報より）: 診断と治療社, 東京, 2019.

15) Cattran DC, et al : Kidney disease : Improving global outcomes（KDIGO）glomerulonephritis work group. KDIGO clinical practice guideline for glomerulonephritis. Kidney Int2012 ; 2（Suppl 2）: 139-274.

16) Matsumoto H, et al : Favorable outcome of low-dose cyclosporine after pulse methylprednisolone in Japanese adult minimal-change nephrotic syndrome. Intern Med 2004 ; 43 : 668-673.

17) Kikunaga K, et al : High incidence of idiopathic nephrotic syndrome in East Asian children : a nationwide survey in Japan（JP-SHINE study）. Clin Exp Nephrol 2017 ; 21 : 651-657.

18) 飯島一誠 : 特発性ネフローゼ症候群. 日本小児腎臓病学会（編）: 小児腎臓病学, 診断と治療社, 東京, 2012 : 215-221.

19) Muso E, et al : Low density lipoprotein apheresis therapy for steroid-resistant nephrotic syndrome. Kansai-FGS-Apheresis Treatment（K-FLAT）Study Group. Kidney Int 1999 ; 71（Suppl）: S122-125.

20) Waldman M, et al : Adult minimal-change disease : clinical characteristics, treatment, and outcomes. Clin J Am Soc Nephrol 2007 ; 2 : 445-453.

21) Tse KC, et al : Idiopathic minimal change nephrotic syndrome in older adults : steroid responsiveness and pattern of relapses. Nephrol Dial Transplant 2003 ; 18 : 1316-1320.

22) Yokoyama H, et al : Renal disease in the elderly and the very elderly Japanese : analysis of the Japan Renal Biopsy Registry（J-RBR）. Clin Exp Nephrol 2012 ; 16 : 903-920.

23) 丸山彰一 : 日本ネフローゼ症候群コホート研究（JNSCS）. 厚生労働科学研究費補助金難治性疾患等政策研究事業「難治性腎疾患に関する調査研究」平成26年度総括・分担研究報告書（研究代表者 : 松尾清一）, 2015 : 60-69.

24) 猪阪善隆 : 日本ネフローゼ症候群コホート研究（JNSCS）. 厚生労働科学研究費補助金難治性疾患等政策研究事業「難治性腎疾患に関する調査研究」平成27年度総括・分担研究報告書（研究代表者 : 丸山彰一）, 2016 : 62-72.

25) Yokoyama H, et al : Outcomes of primary nephrotic syndrome in elderly Japanese : retrospective analysis of the Japan Renal Biopsy Registry（J-RBR）. Clin Exp Nephrol 2015 ; 19 : 496-505.

26) Kabuki N, et al : Influence of age at onset on the outcome of steroid-sensitive nephrotic syndrome. Pediatr Nephrol 1998 ; 12 : 467-470.

27) Ribeiro D, et al : Effect of glucocorticoids on growth and bone mineral density in children with nephrotic syndrome. Eur J Pediatr 2015 ; 174 : 911-917.

28) Kaiser BA, et al : Growth after conversion to alternate-day corticosteroids in children with renal transplants : a single-center study. Pediatr Nephrol 1994 ; 8 : 320-325.

29) Broyer M, et al : Growth rate in children receiving alternate-day corticosteroid treatment after kidney transplantation. J Pediatr 1992 ; 120 : 721-725.

30) Takei T, et al : The characteristics of relapse in adult-onset minimal-change nephrotic syndrome. Clin Exp Nephrol 2007 ; 11 : 214-217.

31) Hamasaki Y, et al : Cyclosporine and steroid therapy in children with steroid-resistant nephrotic syndrome. Pediatr Nephrol 2009 ; 24 : 2177-2185.

32) Fukudome K, et al : Comparison of the effects of intravenous methylprednisolone pulse versus oral prednisolone therapies on the first attack of minimal-change nephrotic syndrome in adults. Nephrology (Carlton) 2012 ; 17 : 263-268.

33) Imbasciati E, et al : Controlled trial of methylprednisolone pulses and low dose oral prednisone for the minimal change nephrotic syndrome. Br Med J (Clin Res Ed) 1985 ; 291 : 1305-1308.

34) Kyrieleis HA, et al : Long-term outcome after cyclophosphamide treatment in children with steroid-dependent and frequently relapsing minimal change nephrotic syndrome. Am J Kidney Dis 2007 ; 49 : 592-597.

35) Cammas B, et al : Long-term effects of cyclophosphamide therapy in steroid-dependent or frequently relapsing idiopathic nephrotic syndrome. Nephrol Dial Transplant 2011 ; 26 : 178-184.

36) Vester U, et al : Cyclophosphamide in steroid-sensitive nephrotic syndrome : outcome and outlook. Pediatr Nephrol 2003 ; 18 : 661-664.

37) Zagury A, et al : Long-term follow-up after cyclophosphamide therapy in steroid-dependent nephrotic syndrome. Pediatr Nephrol 2011 ; 26 : 915-920.

38) Siegel NJ, et al : Steroid-dependent nephrotic syndrome in children : histopathology and relapses after cyclophosphamide treatment. Kidney Int 1981 ; 19 : 454-459.

39) Kawasaki Y, et al : Oral mizoribine pulse therapy for patients with steroid-resistant and frequently relapsing steroid-dependent nephrotic syndrome. Nephrol Dial Transplant 2005 ; 20 : 2243-2247.

40) Fujieda M, et al : Effect of oral mizoribine pulse therapy for frequently relapsing steroid-dependent nephrotic syndrome. Clin Nephrol 2008 ; 69 : 179-184.

41) Ohtomo Y, et al : High-dose mizoribine therapy for childhood-onset frequently relapsing steroid-dependent nephrotic syndrome with cyclosporin nephrotoxicity. Pediatr Nephrol 2005 ; 20 : 1744-1749.

42) Fujinaga S, et al : Single daily high-dose mizoribine therapy for children with steroid-dependent nephrotic syndrome prior to cyclosporine administration. Pediatr Nephrol 2011 ; 26 : 479-483.

43) 後藤美和, 他：小児頻回再発型ネフローゼ症候群に対するミゾリビン高用量治療の再発抑制効果と安全性. 日腎会誌 2006 ; 48 : 365-370.

44) Lieberman KV, et al : A randomized double-blind placebo-controlled trial of cyclosporine in steroid-resistant idiopathic focal segmental glomerulosclerosis in children. J Am Soc Nephrol 1996 ; 7 : 56-63.

45) Choudhry S, et al : Efficacy and safety of tacrolimus versus cyclosporine in children with steroid-resistant nephrotic syndrome : a randomized controlled trial. Am J Kidney Dis 2009 ; 53 : 760-769.

46) Prospective, controlled trial of cyclophosphamide therapy in children with nephrotic syndrome. Report of the International study of Kidney Disease in Children. Lancet 1974 ; 2 : 423-427.

47) Tarshish P, et al : Cyclophosphamide does not benefit patients with focal segmental glomerulosclerosis. A report of the International Study of Kidney Disease in Children. Pediatr Nephrol 1996 ; 10 : 590-593.

48) Ponticelli C, et al : Cyclosporin versus cyclophosphamide for patients with steroid-dependent and frequently relapsing idiopathic nephrotic syndrome : a multicentre randomized controlled trial. Nephrol Dial Transplant 1993 ; 8 : 1326-1332.

49) Eguchi A, et al : Combined cyclosporine and prednisolone therapy in adult patients with the first relapse of minimal-change nephrotic syndrome. Nephrol Dial Transplant 2010 ; 25 : 124-129.

50) Mak SK, et al : Long-term outcome of adult-onset minimal-change nephropathy. Nephrol Dial Transplant 1996 ; 11 : 2192-2201.

51) Nolasco F, et al : Adult-onset minimal change nephrotic syndrome : a long-term follow-up. Kidney Int 1986 ; 29 : 1215-1223.

52) Cattran DC, et al : A randomized trial of cyclosporine in patients with steroid-resistant focal segmental glomerulosclerosis. North America Nephrotic Syndrome Study Group. Kidney Int 1999 ; 56 : 2220-2226.

53) Kitano Y, et al : Ciclosporin treatment in children with steroid-dependent nephrotic syndrome. Pediatr Nephrol 1990 ; 4 : 474-477.

54) Filler G : How should microemulsified Cyclosporine A (Neoral) therapy in patients with nephrotic syndrome be monitored? Nephrol Dial Transplant 2005 ; 20 : 1032-1034.

55) Iijima K, et al : Cyclosporine C2 monitoring for the treatment of frequently relapsing nephrotic syndrome in children : a multicenter randomized phase II trial. Clin J Am Soc Nephrol 2014 ; 9 : 271-278.

56) Ishikura K, et al : Effective and safe treatment with cyclosporine in nephrotic children : a prospective, randomized multicenter trial. Kidney Int 2008 ; 73 : 1167-1173.

57) Ishikura K, et al : Treatment with microemulsified cyclosporine in children with frequently relapsing nephrotic syndrome. Nephrol Dial Transplant 2010 ; 25 : 3956-3962.

58) Kusaba T, et al : More stable and reliable pharmacokinetics with preprandial administration of cyclosporine compared with postprandial administration in patients with refractory nephrotic syndrome. Pharmacotherapy 2005 ; 25 : 52-58.

59) Takeda A, et al : Benefits of cyclosporine absorption profiling in nephrotic syndrome : preprandial once-daily administration of cyclosporine microemulsion improves slow absorption and can standardize the

absorption profile. Nephrology (Carlton) 2007；12：197-204.

60) Shirai S, et al：Preprandial microemulsion cyclosporine administration is effective for patients with refractory nephrotic syndrome. Clin Exp Nephrol 2009；13：123-129.

61) Iijima K, et al：Rituximab for childhood-onset, complicated, frequently relapsing nephrotic syndrome or steroid-dependent nephrotic syndrome：a multicentre, double-blind, randomised, placebo-controlled trial. Lancet 2014；384：1273-1281.

62) Kamei K, et al：Single dose of rituximab for refractory steroid-dependent nephrotic syndrome in children. Pediatr Nephrol 2009；24：1321-1328.

63) Sellier-Leclerc AL, et al：Rituximab efficiency in children with steroid-dependent nephrotic syndrome. Pediatr Nephrol 2010；25：1109-1115.

64) Kimata T, et al：Novel use of rituximab for steroid-dependent nephrotic syndrome in children. Am J Nephrol 2013；38：483-488.

65) Sugiura H, et al：Effect of single-dose rituximab on primary glomerular diseases. Nephron Clin Pract 2011；117：c98-105.

66) Miyabe Y, et al：Amelioration of the adverse effects of prednisolone by rituximab treatment in adults with steroid-dependent minimal-change nephrotic syndrome. Clin Exp Nephrol 2016；20：103-110.

67) Ruggenenti P, et al：Rituximab in steroid-dependent or frequently relapsing idiopathic nephrotic syndrome. J Am Soc Nephrol 2014；25：850-863.

68) Sawara Y, et al：Successful therapeutic use of a single-dose of rituximab on relapse in adults with minimal change nephrotic syndrome. Clin Nephrol 2009；72：69-72.

69) Hofstra JM, et al：Rituximab：effective treatment for severe steroid-dependent minimal change nephrotic syndrome? Nephrol Dial Transplant 2007；22：2100-2102.

70) Thomas CF Jr, et al：Pneumocystis pneumonia. N Engl J Med 2004；350：2487-2498.

71) Kidney Disease：Improving Global Outcomes (KDIGO) Transplant Work Group：KDIGO clinical practice guideline for the care of kidney transplant recipients. Am J Transplant 2009；9 (Suppl 3)：S1-155.

72) 厚生労働省難治性疾患克服研究事業進行性腎障害に関する調査研究班難治性ネフローゼ症候群分科会（編）：ネフローゼ症候群診療指針[完全版]. 東京医学社, 東京, 2012.

73) Tanaka M, et al：Pneumocystis Jirovecii Pneumonia in Japanese Patients with Rheumatoid Arthritis Treated with Tumor Necrosis Factor Inhibitors：A Pooled Analysis of 3 Agents. J Rheumatol 2015；42：1726-1728.

74) Agrawal S, et al：Dyslipidaemia in nephrotic syndrome：mechanisms and treatment. Nat Rev Nephrol 2018；14：57-70.

75) Kong X, et al：Lipid-lowering agents for nephrotic syndrome. Cochrane Database Syst Rev 2013；CD005425.

76) Prescott WA Jr, et al：The potential role of HMG-CoA reductase inhibitors in pediatric nephrotic syndrome. Ann Pharmacother 2004；38：2105-2114.

77) Ordoñez JD, et al：The increased risk of coronary heart disease associated with nephrotic syndrome. Kidney Int 1993；44：638-642.

78) Valdivielso P, et al：Atorvastatin in dyslipidaemia of the nephrotic syndrome. Nephrology (Carlton) 2003；8：61-64.

79) Gheith OA, et al：Impact of treatment of dyslipidemia on renal function, fat deposits and scarring in patients with persistent nephrotic syndrome. Nephron 2002；91：612-619.

80) Fried LF, et al：Effect of lipid reduction on the progression of renal disease：a meta-analysis. Kidney Int 2001；59：260-269.

81) Reyes ML, et al：Corticosteroid-induced osteoporosis in children：outcome after two-year follow-up, risk factors, densitometric predictive cut-off values for vertebral fractures. Clin Exp Rheumatol 2007；25：329-335.

82) Bachrach LK, et al：Clinical review 1：Bisphosphonate use in childhood osteoporosis. J Clin Endocrinol Metab 2009；94：400-409.

83) van Staa TP, et al：Children and the risk of fractures caused by oral corticosteroids. J Bone Miner Res 2003；18：913-918.

84) Suzuki Y, et al：Guidelines on the management and treatment of glucocorticoid-induced osteoporosis of the Japanese Society for Bone and Mineral Research：2014 update. J Bone Miner Metab 2014；32：337-350.

85) Limaye SR, et al：Relationship of steroid dose to degree of posterior subcapsular cataracts in nephrotic syndrome. Ann Ophthalmol 1988；20：225-227.

86. Gaur S, et al：Ocular complications in children with nephrotic syndrome on long term oral steroids. Indian J Pediatr 2014；81：680-683.

87) Kawaguchi E, et al：Early and frequent development of ocular hypertension in children with nephrotic syndrome. Pediatr Nephrol 2014；29：2165-2171.

88) Manolagas SC, et al：New developments in the pathogenesis and treatment of steroid-induced osteoporosis. J Bone Miner Res 1999；14：1061-1066.

89) 松尾清一, 他：ネフローゼ症候群診療指針. 日腎会誌 2011；53：78-122.

90) Gipson DS, et al：Management of childhood onset nephrotic syndrome. Pediatrics 2009；124：747-757.

91) 長澤俊彦, 他：腎疾患患者の生活指導・食事療法に関するガイドライン. 日腎会誌 1997；39：1-37.

第 4 章　IgA 腎症と MCNS
移行期医療支援ツール

1．病気と治療法の説明

　転科または転科の準備をするにあたって，患者さんに病気や治療薬・治療法を再度説明するために利用してください。

　中学生以上を対象に作成しています。高校生以上には表現が稚拙と思われる可能性があるため，適宜改変してください。また，治療法などは，各施設で異なりますので，適宜変更して使用してください。

【説明文書項目】

- IgA腎症
- 小児のネフローゼ症候群
- 頻回再発型・ステロイド依存性ネフローゼ症候群
- 難治性の頻回再発型・ステロイド依存性ネフローゼ症候群
- ステロイド抵抗性ネフローゼ症候群

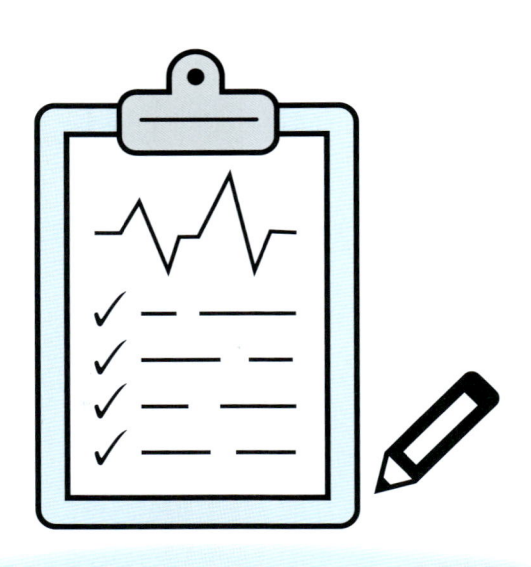

IgA腎症
あいじーえーじんしょう

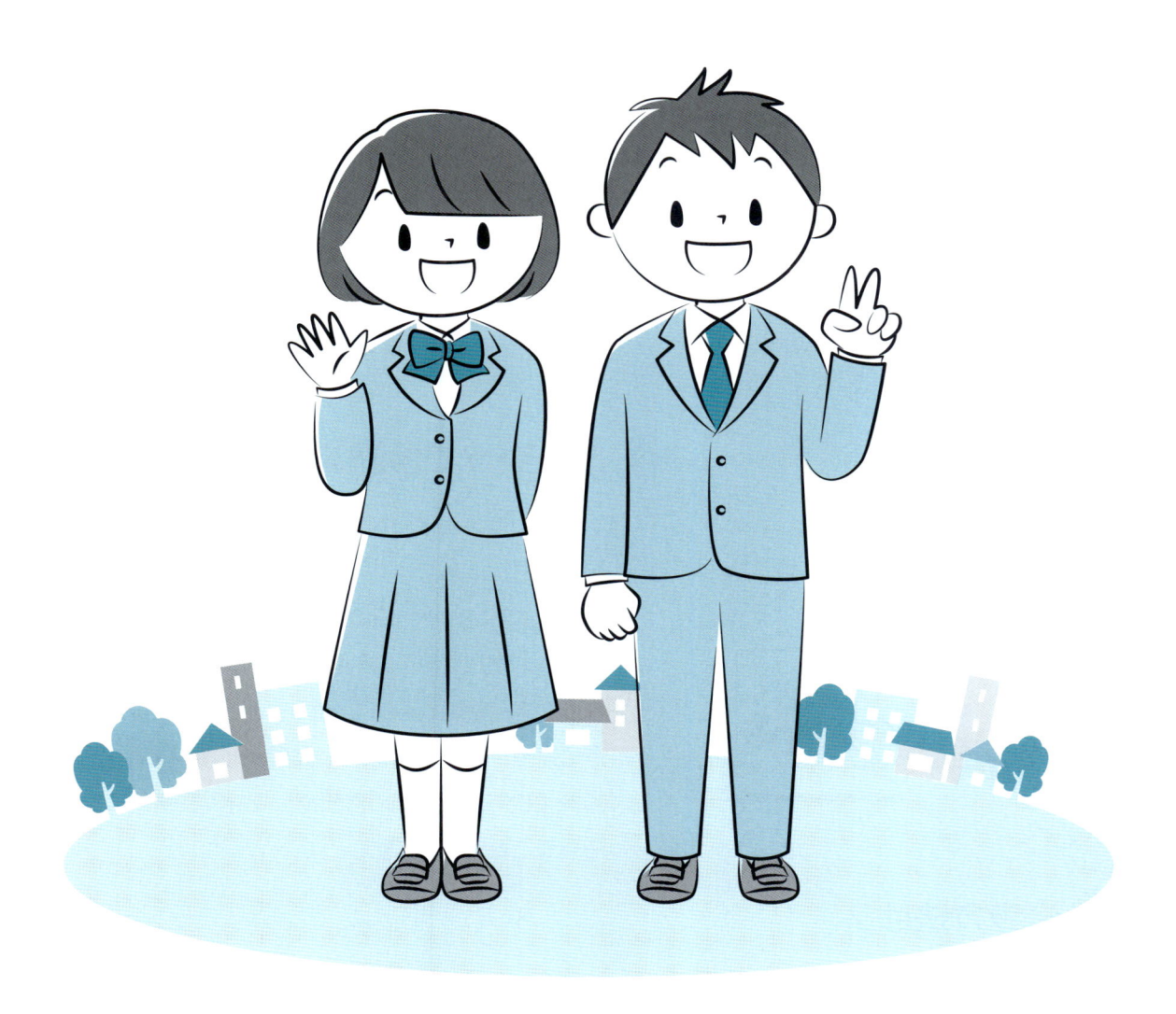

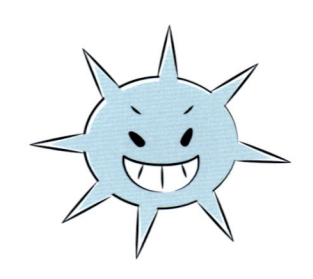 IgA腎症とは？

　IgA腎症は，慢性腎炎（長い期間にわたって，徐々に悪くなる腎臓病）の一種です。

　IgAは体のなかに普通に存在し，抵抗力（免疫と呼びます）に関係する物質です。細菌やウイルスが体に入るときに，のどや腸ではIgAをつくってウイルスを侵入しないようにします。ところが，IgA腎症の患者さんはそのIgAがつくられすぎてしまい，それが腎臓にくっついてかえって悪さをしてしまいます。原因はまだわかっていません。アジア人に多かったり，家族のなかにIgA腎症の患者さんがいる人に多かったりするため，なんらかの体質が関係していると考えられています。

　IgAが腎臓にくっつくことで悪い反応が起きて，尿に血液（血尿と呼びます）やたんぱく質（たんぱく尿と呼びます）が出てしまいます。特に症状がないので最初は気がつかないことが多く，長い時間をかけて少しずつ腎臓が悪くなっていきます。なかには，急に腎機能が悪くなったり，むくんだり，血圧が高くなったりすることがあります。血尿（赤い尿というより，こげ茶の尿であることが多いです）が出て気がつくこともありますが，学校で1年に1回行っている検尿で見つかることが多いです。

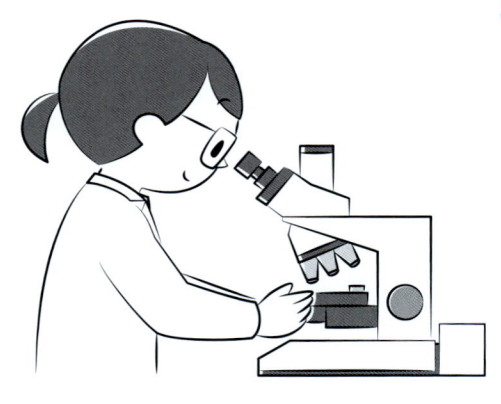

どうやって診断するの？

　軽い血尿やわずかなたんぱく尿では，それほど心配することはありません。たんぱく尿が多かったり，長く続いていたり，血圧が高かったり，腎機能が悪い場合は，腎生検を行います。腎生検は，腎臓に細い針を刺して，腎臓のほんの一部を採り出し，顕微鏡で実際に腎臓がどうなっているのかを調べます。

　腎生検では，病気の診断だけでなく，病気の勢いも見ることができます。

治療方法は？

　腎生検をして，IgA腎症とわかって，病気の勢いがわかったところで，治療方法を決定します。病院によって治療方法は少しずつ違い，小児と成人でも違います。ここでは日本小児腎臓病学会が出しているIgA腎症のガイドラインをもとに紹介します。

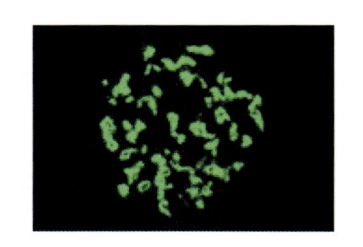

病気が軽い場合

血圧を下げる薬の一種(アンジオテンシン変換酵素阻害薬(ACE阻害薬と略します)やアンジオテンシン受容体拮抗薬(ARBと略します)などや，漢方薬(柴苓湯など)を使います。

病気が重い場合

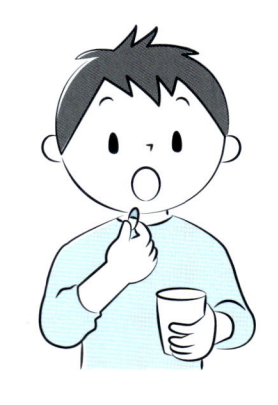

いろいろな種類の薬を同時に飲みます(多剤併用療法と呼びます)。そのなかには，ステロイド薬(プレドニゾロン)，免疫抑制薬(ミゾリビンやアザチオプリン)，抗凝固薬(血液を固まらせにくくする薬：ワルファリンカリウム)，抗血小板薬(血小板の機能を弱くして血液を固まらせにくくする薬：ジピリダモール)などの薬があります。薬は1年から2年間続けます。

そのほか，IgAをつくる場所の一つである，扁桃をとる手術(扁桃摘出術)をすることがあります。

さらに重症な場合は，血漿交換(血液のなかの血漿成分のみを入れかえる)や大量のステロイド薬を点滴する方法などもあります。

体に細菌が入ると悪さをするため，鼻の蓄膿症(膿がたまる)や虫歯がある場合はしっかり治療をしておくことも大切です。

IgA腎症の薬は効くの？

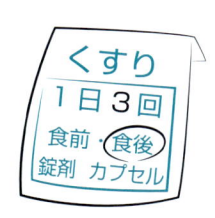

IgA腎症の患者さんは，適切な治療をしないと少しずつ腎臓が悪くなり，10年後には20%の人(10人のうち2人)が透析療法などの腎臓のかわりをする治療を受ける必要が出てきます。

血尿・たんぱく尿を早く発見し，腎生検で診断と病気の勢いを判断して適切な治療を行えば，腎臓が悪くなることはほとんどなく，それほど怖い病気ではなくなってきました。ただ，一度腎機能や尿所見がよくなっても，風邪をひいたりするとまた血尿やたんぱく尿が出ることがあります(再燃と呼びます)。そのときには，もう一度治療が必要になることがあります。

IgA腎症によく使われる薬と副作用

■ 柴苓湯

漢方薬です。たんぱく尿を減らす効果があります。

・副作用

皮膚が赤くなったり，かゆくなったりすることがあります。また，気持ち悪くなったりすることもあります。ひどいときには呼吸が苦しくなったり，むくんだりすることもありますので，そのときは主治医の先生に相談してください。

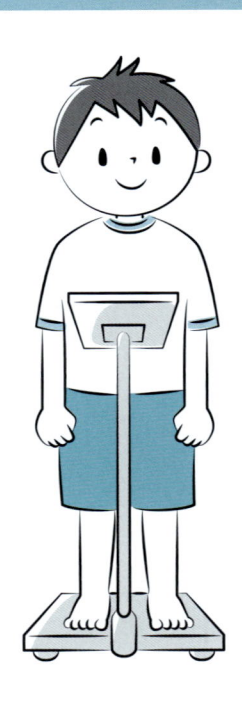

■ 降圧薬（血圧を下げる薬）

すべての降圧薬ではなく，ACE阻害薬やARBを使います。腎臓の血液の流れをよくします。

・副作用

ACE阻害薬は咳が出る人がいます。

ACE阻害薬とARBは，下痢や嘔吐などで脱水になったときに，高カリウム血症（血液中のカリウムが多くなること）になったり，腎機能が一時的に悪くなったりすることがあります。

女性がACE阻害薬やARBの薬を飲んでいる状態で妊娠した場合，胎児の腎機能が悪くなるなど，悪影響が出ることがあります。

■ ステロイド薬（プレドニゾロン）

副腎皮質ホルモンの一つで，普通に体にあるものですが，治療として使う場合は体にある量よりも多く使用します。IgAがつくられるのを抑えたり，腎臓のなかの炎症を抑える効果があります。

・副作用

非常によい薬ですが，いろいろな副作用があります。異常にお腹が空いたり，顔が丸くなったり（満月様顔貌と呼びます），お腹が出てきたり（中心性肥満と呼びます），ニキビができやすくなったりします。そのほか，背が伸びにくくなったり，白内障（目のレンズが白くにごること），緑内障（眼圧（目の圧力）が高くなること），気分的に落ち込んだりすることがあります。また，胃が痛くなったりすることもあります。このような症状が出たときは，主治医の先生に相談してください。

■ 抗凝固薬，抗血小板薬（ワルファリン，ジピリダモールなど）

血液を固まらせる凝固因子や血小板の機能を弱くして，血液の流れをよくします。たんぱく尿を減少させる効果があります。

・副作用

ワルファリンは，血液検査をしながら薬の量を調節します。多すぎると出血が止まらなくなるので，強い打撲でなくても打ち身のようなあざが出る場合は，すぐに主治医の先生に相談してください。

ジピリダモールは，出血が止まらないなどの症状が出るほど強い薬ではありません。頭痛になる人がいますが，個人差があるようです。

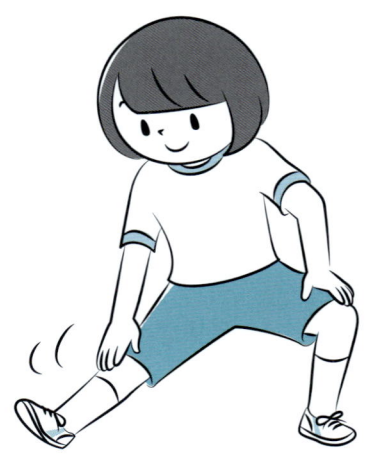

普段の生活は？

　腎機能が悪い，血圧が高い，むくみがひどいなど，症状がある場合を除いて基本的に普段の生活や運動に制限はありません。ただ，ワルファリンの量が多すぎる場合は，転んだり打撲で出血が止まらなくなることがあるので注意が必要です。学校で体育の授業を受けていいかについては，主治医の先生に相談してください。

　食事は，ワルファリンを飲んでいるときはビタミンKの多い食べ物（納豆や大量の緑の野菜）は避けるようにしてください。それ以外に制限はありませんが，ステロイド薬を飲んでいる間はお腹が空きやすく，食べ過ぎて肥満になることがありますので注意してください。

今後について

　IgA 腎症は，何年にもわたって病気とつきあう必要があります。主治医の先生の治療方針にしたがって，きちんと薬を飲んで腎臓を守り続けることが大切です。日常生活でも薬を飲むこと以外は特に制限がないので，自分の生活に余分な制限をすることなく，いろいろなことに挑戦してみてください。

医療費助成制度

　小児で治療を行っている場合は，小児慢性特定疾病の対象疾患となります。また，18 ～ 20 歳以上では指定難病の対象疾患になります。

　指定難病の場合は，A. CKD（慢性腎臓病）重症度分類ヒートマップが赤の部分の場合（図），

		たんぱく尿区分		A1	A2	A3
		尿たんぱく定量（g／日） 尿たんぱく /Cr 比（g/gCr）		正常	軽度 たんぱく尿	高度 たんぱく尿
				0.15未満	0.15 ～ 0.49	0.50以上
GFR区分 （mL／分／1.73 m²）	G1	正常または高値	≧90			
	G2	正常または軽度低下	60 ～ 89			
	G3a	軽度～中等度低下	45 ～ 59			
	G3b	中等度～高度低下	30 ～ 44			
	G4	高度低下	15 ～ 29			
	G5	末期腎不全（ESKD）	＜15			

図. CKD（慢性腎臓病）重症度分類ヒートマップ

B. 尿たんぱく 0.5 g / gCr 以上の場合，C. 腎生検施行例の組織学的重症度ⅢもしくはⅣの場合のいずれかを満たす場合に対象となります。いずれも，都道府県の窓口に申請する必要があります。詳細は都道府県の窓口や，各病院の主治医，ソーシャルワーカーに問い合わせてください。

小児のネフローゼ症候群

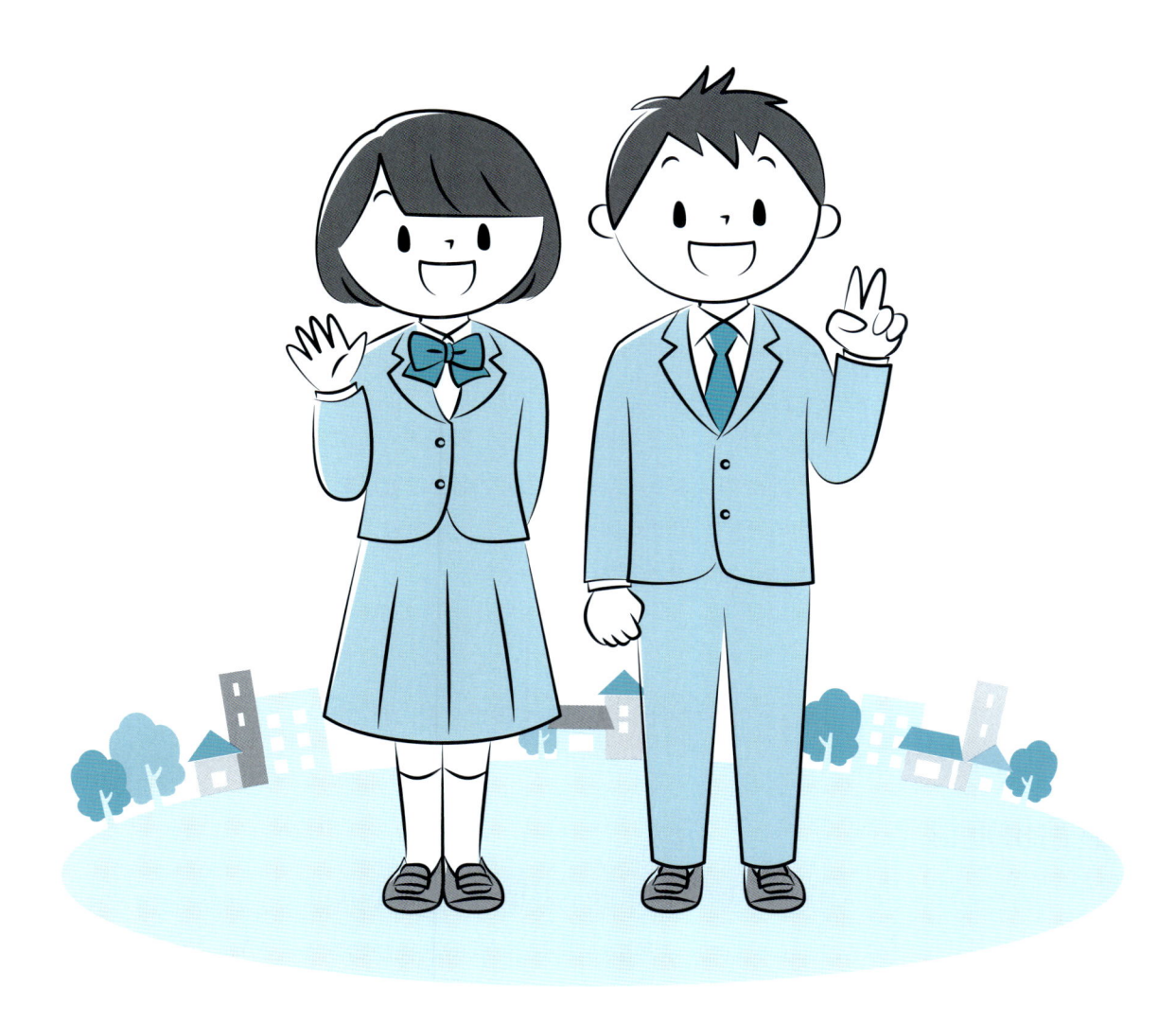

ネフローゼ症候群

ネフローゼ症候群とは，次のような三つの症状や特徴が出ている状態のことです。

- 尿にたくさんのたんぱく質が出る（たんぱく尿と呼びます）。
- 血液のなかのたんぱく質やアルブミンが減っている。
- むくみが出る。

ネフローゼ症候群にはさまざまなタイプ（病型と呼びます）がありますが，小児のほとんどは腎生検で病的な変化が認められない微小変化タイプ（微小変化型ネフローゼ症候群と呼びます）です。日本では，小児10万人に対して5〜6人が毎年発症すると言われています。

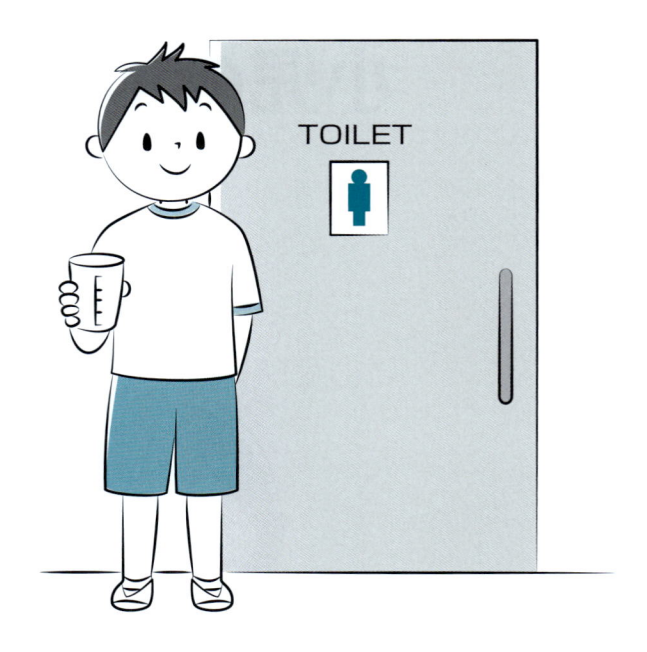

原因はまだわかっていません。一度よくなっても，風邪をひいたときなどに，初めてネフローゼ症候群になったときと同じようにたんぱく尿が出ることがあります（再発と呼びます。）。再発中に"はしか"にかかると，たんぱく尿が消えることがあり，なんらかの免疫（細菌やウイルスに対する抵抗力）が関与していると言われています。

症状は？

むくみ，尿の量が減るなどの症状が出ます。むくみが全身に起こると，腹痛，下痢，嘔吐，食欲低下を起こします。

合併症は？

腎機能が悪くなったり，細菌に対する抵抗力が弱くなり，熱が出ることがあります。また，血管に血の塊がつまって（血栓と呼びます），肺梗塞（肺の血管がつまること），心筋梗塞（心臓の血管がつまること），脳梗塞（脳の血管がつまること），深部静脈血栓症（両足の太い静脈がつまること）などになることがあります。

治療方法は？

ステロイド薬（プレドニゾロン）で治療をします。90％以上の人は，ステロイド薬を開始して

2 〜 4 週間までにたんぱく尿は消えて(寛解と言います)，むくみなどの症状は落ち着いてきます。そのため，一般的に腎生検は行わずに治療を開始します。

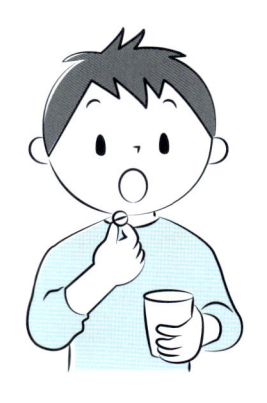

ステロイド薬による治療法

2 種類の方法があります。

国際法

ステロイド薬を 8 週間飲みます。

① 患者さんの体重(または体表面積)で計算した最大量で 4 週間毎日飲みます。

② その後，ステロイド薬を 2/3 の量に減らして，1 日おきに，朝 1 回を 4 週間飲んでやめます。

長期漸減法

プレドニゾロンを 3 〜 7 カ月飲みます。

① 患者さんの体重(または体表面積)で計算した最大量を 4 週間毎日飲みます。

② その後，ステロイド薬を減らしながら 2 〜 6 カ月間飲んでやめます。

成人は，さらに長い期間をかけてゆっくり減らしていき，1 〜 2 年間ごく少量を飲み続けることが多いようです。

再発した場合

国際法の場合

① ステロイド薬を患者さんの体重(または体表面積)で計算した最大量を飲みます。

② 寛解(尿たんぱくがなくなること)に入ったところで，ステロイド薬を 1 日おきに 2 週間飲みます。

③ 半分の量にして，1 日おきに 2 週間飲みます。

④ さらに半分の量にして，1 日おきに 2 週間飲んで終了します。

🌳 ステロイド薬の副作用

ステロイド薬は，ネフローゼ症候群の治療に大切な薬ですが，副作用(体によくない作用)もあります。

感染症

ステロイド薬を飲んでいるときに，水ぼうそうやはしかにかかると重症化することがあります。ステロイド薬を使用する前に予防接種や以前の感染症について確認します。可能であれば，寛解している間に予防接種を行っておくとよいです。そのほかの感染症については，頻度も重症度も健康な人とほとんど変わりません。

中心性肥満・満月様顔貌

　手足は細く，顔も含めて体の中心部が太ります。顔は頬が膨らみ，丸くなります。

食欲亢進

　特にステロイド薬の量が多いときは，とてもお腹が空きます。

成長障害

　身長が伸びにくくなります。そのため，ステロイド薬の量を必要な最小量にしたり，1日おきに飲むようにしたりします。

高血圧

　特にステロイド薬の量が多いときは，血圧が高くなることがあります。降圧薬(血圧を下げる薬)が必要になる場合があります。

骨粗鬆症

　骨が弱くなり，骨折しやすくなります。運動を適度に行ってください。

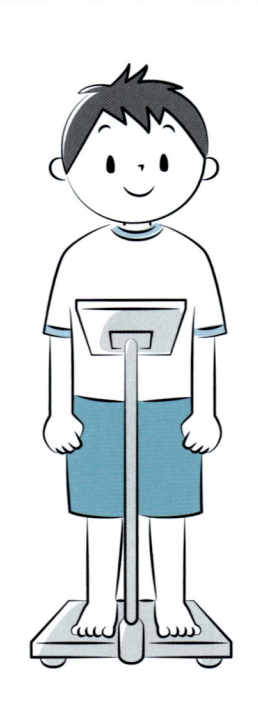

白内障(目のレンズが白くにごること)・緑内障(眼圧(目の圧力)が高くなること)

　個人差があります。ステロイド薬を飲んでいるときは，定期的に眼科検診を受けてください。

精神的な影響

　気分的に落ち着きがなくなったり，元気がなくなったりします。

皮膚症状

　ステロイド薬を長期間飲んでいると皮膚が薄くなることがありますが，心配はありません。思春期にはニキビがひどくなることがあります。塗り薬もありますので，主治医の先生に相談しましょう。

消化性潰瘍

　中学生以上に多いようです。胃が痛いなどの症状がある場合は，主治医の先生に相談しましょう。

耐糖能異常

　ステロイド薬を大量に使った場合，血糖値が高くなることがあります。

そのほかの副作用

　そのほかにも，寝付きが悪くなる，体の毛が濃くなる，髪の毛が抜けやすくなる，筋力が落ちる，女子では生理が不順になる，などの症状が出ることがあります。

ステロイド薬の合併症，離脱症候群

　ステロイド薬を突然中止したり急激に減量したりすると，発熱，頭痛，脱力感など(副腎不全の症状)が出ます。特に，大量のステロイド薬を飲んでいて，突然飲むのをやめるとショック症

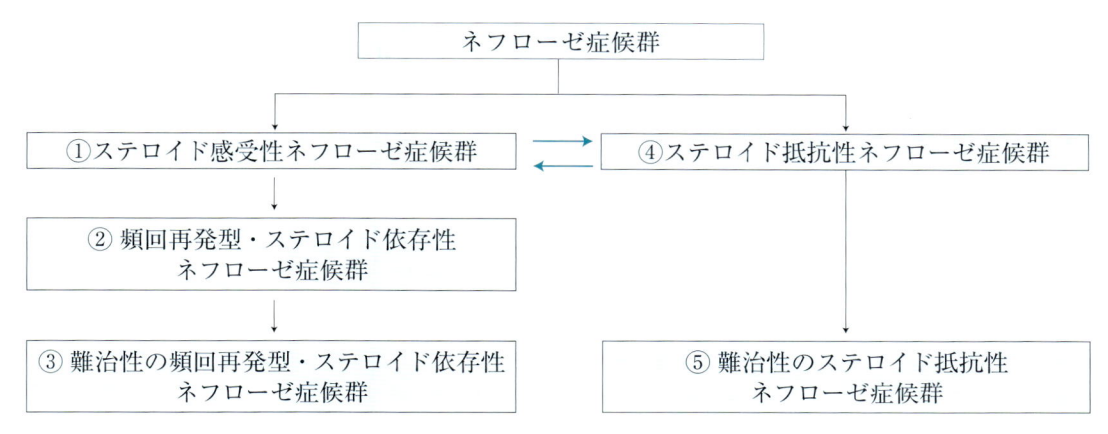

図1. ステロイド薬の効果によるネフローゼ症候群の分類

状を起こすこともあります。これは，ステロイド薬を長期間飲んでいると，副腎でステロイドホルモンがつくられなくなるためです。ステロイド薬は，突然中止したり一気に減らしてはいけません。薬の飲み方は主治医の先生の指示にしたがってください。

ネフローゼ症候群（しょうこうぐん）の分類と病気の経過

　ステロイド薬の効果の違いでネフローゼ症候群は分類されます（図1）。そして，その後の病気の経過や治療法が変わってきます。

　ネフローゼ症候群を発症した時点では，その後の病気の経過はわかりません。ネフローゼ症候群は，長期間つきあう必要がある病気です。病気をうまくコントロールし，どのように普通の生活をしていくかを，主治医の先生と一緒に考えていきましょう。

ステロイド感受性（かんじゅせい）ネフローゼ症候群（図1の①）

　ステロイド感受性ネフローゼ症候群は，ステロイド薬を飲み始めてから4週間以内にたんぱく尿が出なくなる（完全寛解（かんぜんかんかい））ステロイド薬が効（き）きやすいタイプです。ステロイド感受性ネフローゼ症候群の10〜20％は，初発時のステロイド治療が終了した数カ月後に再発（さいはつ）しますが，その後ステロイド感受性ネフローゼ症候群の再発を3〜4回繰り返して治ってしまうことが多いです。

　ステロイド感受性ネフローゼ症候群の約30％は，その後も再発しません。治療が終了してから2年間再発しない場合は，その後再発する可能性は低いと考えられています。

頻回再発型（ひんかいさいはつがた）・ステロイド依存性（いぞんせい）ネフローゼ症候群（図1の②）

　ステロイド感受性ネフローゼ症候群の50〜60％は，ステロイド薬を減量したり中止したりすると，再発を何度も繰り返す頻回再発型ネフローゼ症候群となります。再発を繰り返してステロイド薬を中止できない状態を，ステロイド依存性ネフローゼ症候群と呼びます。

ステロイド薬の副作用(ふくさよう)(体によくない作用)を予防するために，免疫抑制薬(めんえきよくせいやく)を追加で使用することが多いです。

難治性(なんちせい)の頻回再発型(ひんかいさいはつがた)・ステロイド依存性(いぞんせい)ネフローゼ症候群(図1の③)

免疫抑制薬で治療を行っても再発(さいはつ)を何度も繰り返す場合を，難治性の頻回再発型・ステロイド依存性ネフローゼ症候群と呼びます。

ステロイド抵抗性(ていこうせい)ネフローゼ症候群(図1の④)

ステロイド抵抗性ネフローゼ症候群は，ステロイド薬が効(き)きにくいタイプです。ステロイド薬を4週間以上毎日飲んでもたんぱく尿が持続し，完全寛解(かんぜんかんかい)しないものです。

ステロイド薬やさまざまな免疫抑制薬に反応して寛解する場合には，腎機能が悪くなることはほとんどありません。

難治性(なんちせい)のステロイド抵抗性(ていこうせい)ネフローゼ症候群(図1の⑤)

ステロイド抵抗性ネフローゼ症候群の治療に反応せず高度なたんぱく尿が持続する場合を，難治性のステロイド抵抗性ネフローゼ症候群と呼びます。腎生検(じんせいけん)で腎臓のほんの一部をみると，巣状分節性糸球体硬化症(そうじょうぶんせつせいしきゅうたいこうかしょう)であることが多く，これは腎不全(じんふぜん)(腎機能が悪くなって透析療法(とうせきりょうほう)などの腎臓のかわりをする治療が必要になること)に進行することが多いです。

🌳 日常生活

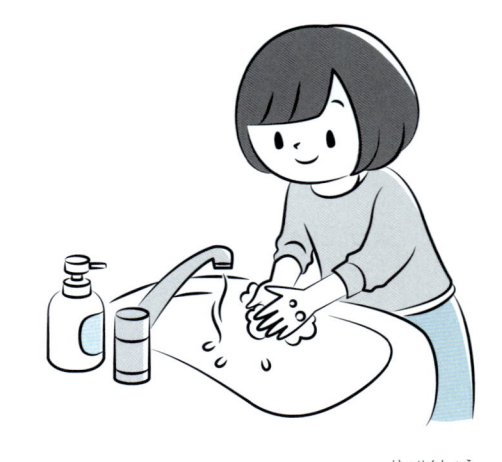

- ネフローゼ症候群が寛解しているときは，薬を飲んでいても基本的に生活に制限はありません。

- 再発に備えて，毎朝，試験紙で尿を調べてもらいます。受診時に，主治医(しゅじい)の先生に結果を伝えてください。

- たんぱく尿2〜3＋が2〜3回続いたら，再発の可能性が高いです。再発の治療や経過をみる必要があるので，必ず主治医の先生に相談しましょう。

- 再発していても症状が強くなければ，食事や運動に制限はありません。安静にすると血栓症(けっせんしょう)(両足や腹部の太い静脈に血液の塊(かたまり)ができること)を起こしたり，骨が弱くなったりするためです。ただし，再発してむくみが強い場合は食塩摂取制限が必要になります。ステロイド薬を長期間飲んでいるとお腹が空(す)くようになるので，食べ過ぎないように注意してください。

- ステロイド薬を飲んでいる間は，風邪などをひきやすくなります。外から帰ったときや食事の前などは，手洗いとうがいをしましょう。

- 予防接種については，主治医の先生と相談して行ってください。

腎生検の適応
（じんせいけん）

腎生検

　腎臓に細い針を刺して，腎臓のほんの一部を採り出し，顕微鏡（けんびきょう）で実際に腎臓がどうなっているかを調べます。

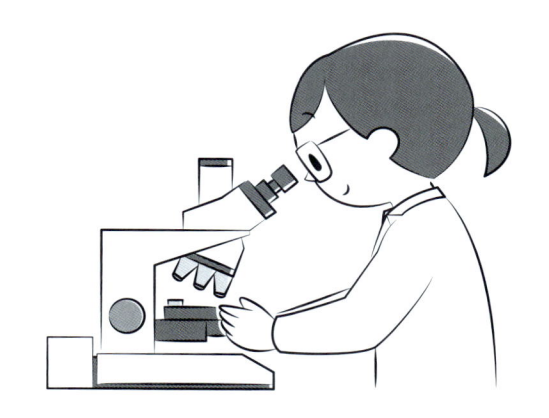

　初めてネフローゼ症候群（しょうこうぐん）の症状が出た場合は，ステロイド薬が効（き）くステロイド感受性（かんじゅせい）ネフローゼ症候群であることが多いため，一般的に腎生検は行わずにステロイド治療を開始します。下記の場合は腎生検を行って診断をしてから治療方針を決めることが多いです。

初めて症状が出たとき（初発時）

- １歳未満の場合。
- 持続的に尿が赤かったり，黒かったりする（血尿（肉眼的血尿）（にくがんてきけつにょう）と呼びます）場合。
- 血圧が高い場合や腎機能が悪い場合。
- 低補体血症（ていほたいけっしょう）（補体：体の抵抗力の一種）がある場合。
- 皮膚に発疹（ほっしん）や紫斑（しはん）など，腎臓以外で症状がある場合。

治療開始後

- ステロイド抵抗性（ていこうせい）ネフローゼ症候群や頻回再発型（ひんかいさいはつがた）・ステロイド依存性（いぞんせい）ネフローゼ症候群である場合。
- 免疫抑制薬（めんえきよくせいやく）のカルシニューリン阻害薬（そがいやく）を長期間使う場合は，腎臓に障害を起こすことがあるため，腎生検を行うことが推奨されています。

医療費助成制度
（いりょうひじょせいせいど）

　ステロイド感受性ネフローゼ症候群で再発が少ない場合，医療費助成制度の対象にはならず，より重症なネフローゼ症候群が対象になります。

　小児では小児慢性特定疾病（しょうにまんせいとくていしっぺい）の対象疾患となり，下記が基準となります。

- 半年間で２回以上再発した場合または任意の１年間に４回以上再発した場合（頻回再発型・ステロイド依存性ネフローゼ症候群）。
- 治療で免疫抑制薬または生物学的製剤（せいぶつがくてきせいざい）を用いる場合。
- 腎移植を行った場合。

18 〜 20歳以上では指定難病の対象疾患になり，下記の基準にあてはまると思われる場合，

いずれも，都道府県の窓口に申請する必要があります。詳細は都道府県の窓口や，各病院の主治医<ruby>主治医<rt>しゅじい</rt></ruby>，ソーシャルワーカーに問い合わせてください。

- ネフローゼ症候群の診断後，一度も完全寛解<ruby>完全寛解<rt>かんぜんかんかい</rt></ruby>しない場合。
- ステロイド依存性<ruby>依存性<rt>いぞんせい</rt></ruby>あるいは頻回再発型<ruby>頻回再発型<rt>ひんかいさいはつがた</rt></ruby>を呈する場合。
- CKD（慢性腎臓病<ruby>慢性腎臓病<rt>まんせいじんぞうびょう</rt></ruby>）重症度分類<ruby>重症度分類<rt>じゅうしょうどぶんるい</rt></ruby>の赤色の部分の場合（図2）。
- 尿たんぱく0.5g / gCr以上の場合。

		たんぱく尿区分		A1	A2	A3
		尿たんぱく定量(g/日) 尿たんぱく /Cr比(g/gCr)		正常	軽度 たんぱく尿	高度 たんぱく尿
				0.15未満	0.15 ～ 0.49	0.50以上
GFR区分 (mL/分/1.73 m²)	G1	正常または高値	≧90			
	G2	正常または軽度低下	60 ～ 89			
	G3a	軽度～中等度低下	45 ～ 59			
	G3b	中等度～高度低下	30 ～ 44			
	G4	高度低下	15 ～ 29			
	G5	末期腎不全(ESKD)	＜15			

図2. CKD（慢性腎臓病）重症度分類ヒートマップ

頻回再発型・ステロイド依存性ネフローゼ症候群

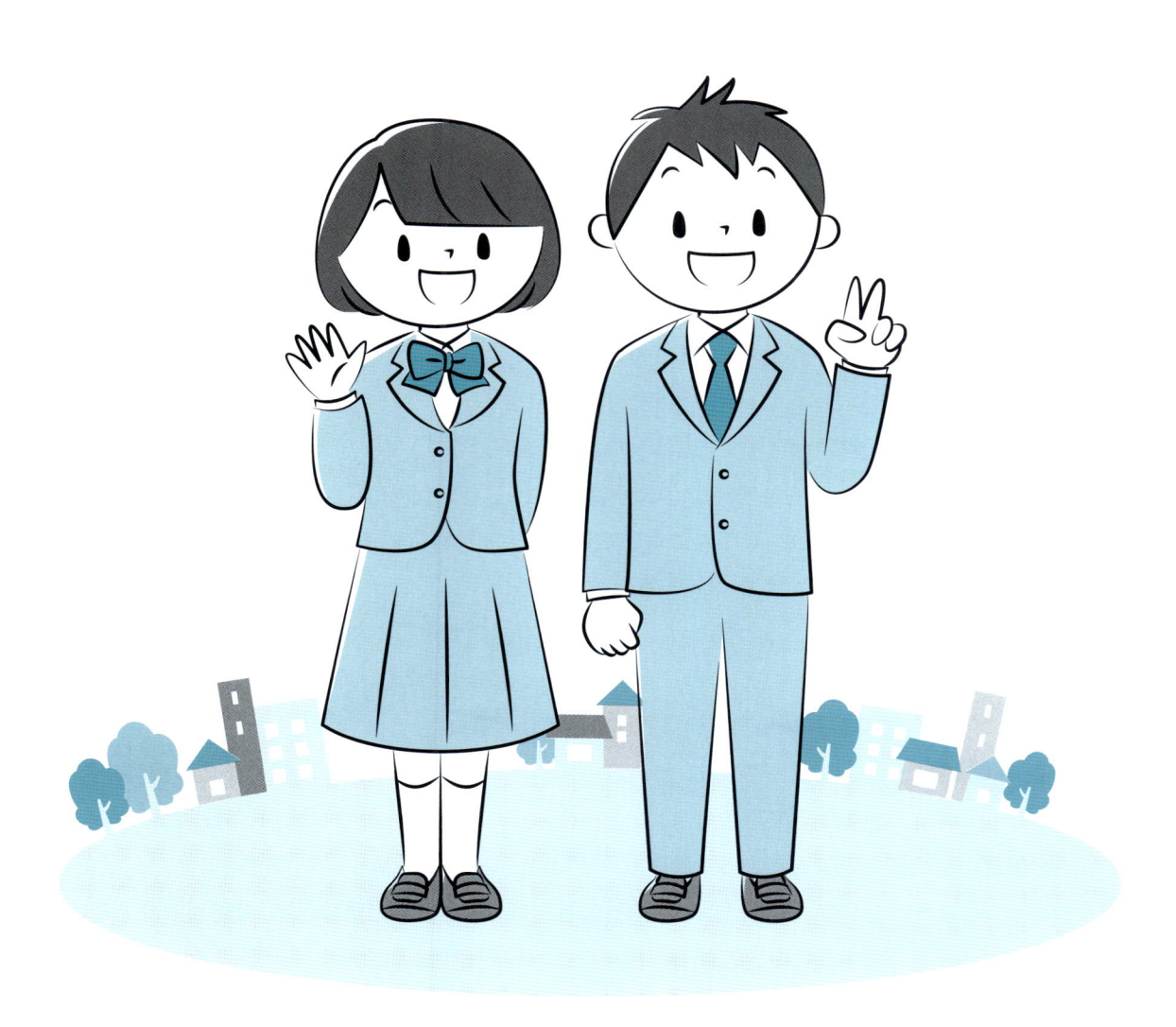

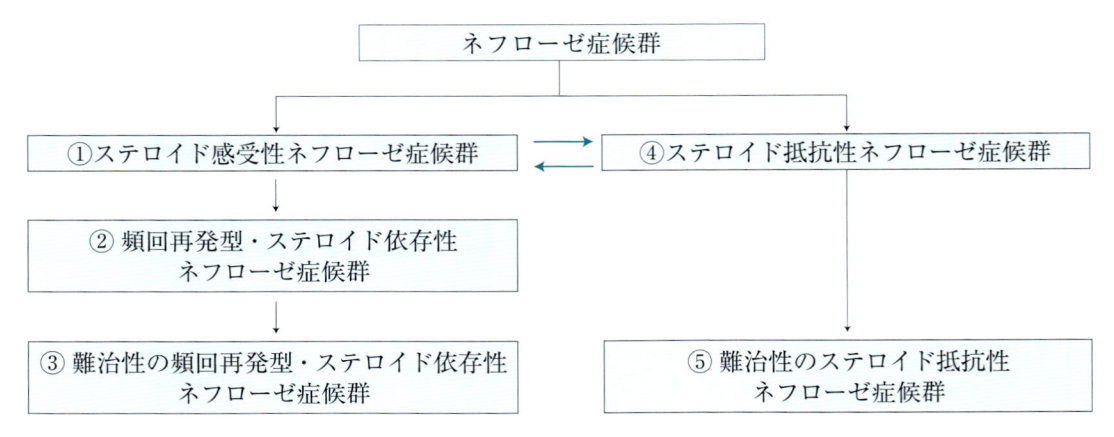

図. ステロイド薬の効果によるネフローゼ症候群の分類

ネフローゼ症候群

ネフローゼ症候群とは，次のような三つの症状や特徴が出ている状態のことです。

- 尿にたくさんのたんぱく質が出る（たんぱく尿と呼びます）。
- 血液のなかのたんぱく質やアルブミンが減っている。
- むくみが出る。

ネフローゼ症候群にはさまざまなタイプ（病型と呼びます）がありますが，小児のほとんどは腎生検で病的な変化が認められない微小変化タイプ（微小変化型ネフローゼ症候群と呼びます）です。日本では，小児10万人に対して5〜6人が毎年発症すると言われています。

原因はまだわかっていません。一度よくなっても，風邪をひいたときなどに，初めてネフローゼ症候群になったときと同じようにたんぱく尿が出ることがあります（再発と呼びます）。再発中に"はしか"にかかると，たんぱく尿が消えることがあり，なんらかの免疫（細菌やウイルスに対する抵抗力）が関与していると言われています。

症　状：むくみ，尿の量が減るなどの症状が出ます。むくみが全身に起こると，腹痛，下痢，嘔吐，食欲低下を起こします。

合併症：腎機能が悪くなったり，細菌に対する抵抗力が弱くなり，熱が出ることがあります。また，血管に血の塊がつまって（血栓と呼びます），肺梗塞（肺の血管がつまること），心筋梗塞（心臓の血管がつまること），脳梗塞（脳の血管がつまること），深部静脈血栓症（両足の太い静脈がつまること）などになることがあります。

🌳 頻回再発型・ステロイド依存性ネフローゼ症候群（図の②）

頻回再発型・ステロイド依存性ネフローゼ症候群は，ステロイド薬を減らしたり中止すると，再発を何度も繰り返すネフローゼ症候群です。半年間で2回以上再発した場合，または任意の

1年間に 4 回以上再発した場合を言います。ステロイド薬を減らしている間に再発してしまい，再発を繰り返して中止できない状態をステロイド依存性ネフローゼ症候群と呼びます。

ステロイド感受性ネフローゼ症候群のうち，50〜60％の人が頻回再発型・ステロイド依存性ネフローゼ症候群になります。

ステロイド薬以外に免疫抑制薬を使用しても，再発を何度も繰り返す場合は，難治性の頻回再発型・ステロイド依存性ネフローゼ症候群 (図の③) と呼びます。

治療方法は？

頻回再発型・ステロイド依存性ネフローゼ症候群では，再発を繰り返すたびにステロイド薬を飲むことになり，副作用が出る可能性が高くなります。そのため，再発回数を減らし，ステロイド薬による副作用を少なくするために，免疫抑制薬を使用します。日本では，シクロスポリン，シクロホスファミドなどの免疫抑制薬が推奨されています。

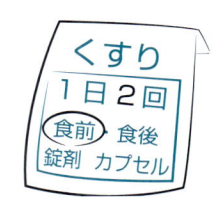

シクロスポリン(ネオーラル®)

- シクロスポリンの投与量は，血中濃度(血液中の薬の濃度)を測定して調節します。
- シクロスポリンは 1 日 2 回飲みます。
- 飲む時間はできるかぎり同じにしましょう。
- 少なくとも 2 年間くらい続けることが多いです。

・副作用

慢性腎毒性(腎臓に悪さをすること)

腎臓に障害を引き起こします (腎毒性と呼びます)。尿検査や血液検査では気がつくことができないため，診断をするには腎生検をする必要があります。長期に投与する場合は，腎機能が悪くない場合でも，薬を飲み続けた 2 〜 3 年後に腎生検を行い，慢性腎毒性が起こっていないかを調べることが推奨されています。

歯肉肥厚・歯肉出血

歯肉が腫れたり，出血したりすることがあります。しっかりと歯磨きをするとよいですが，ひどい場合は歯科を受診します。

多毛(毛が濃くなること)

個人差はありますが，眉毛や産毛が濃くなることがあります。カミソリで剃ったりします。

高血圧

血圧が高くなることがあります。降圧薬(血圧を下げる薬)を必要とする場合もあります。

けいれん

血圧が高いと，同時にけいれんを起こすことがあります。

・守ってほしいこと

- マクロライド系抗菌薬をシクロスポリンと一緒に飲まないでください。マクロライド系抗菌薬はシクロスポリンの血中濃度を上昇させます。

- ほかの薬を使用するときは，必ず主治医の先生に確認してください。

- グレープフルーツを食べないでください。グレープフルーツは，シクロスポリンの血中濃度を上昇させます。

シクロホスファミド（エンドキサン®）

- 体重で計算して，2 〜 2.5 mg / kg / 日を8 〜 12週間飲みます。

・副作用

性腺機能低下症

男子では無精子症，女子では無月経が起こることがあります。このため，何度も使うことができず，使える投与量も決まっています。

骨髄抑制（白血球減少）

出血性膀胱炎

血尿が出たり，尿をするときに痛かったり，尿が近くなったりします。

感染症

脱毛

肝機能障害

再発した場合の治療

再発した場合は，ステロイド薬（プレドニゾロン）で治療を行います。

① 患者さんの体重（または体表面積）で計算した最大量を寛解（たんぱく尿がなくなること）するまで，毎日飲みます。

② 患者さんの体重（または体表面積）で計算した最大量を1日おきに，朝1回2週間飲みます。

③ 患者さんの体重（または体表面積）で計算した最大量の半量を1日おきに，朝1回2週間飲みます。

④ 患者さんの体重（または体表面積）で計算した最大量の1/4量を1日おきに，朝1回2週間飲んでやめます。

ただし，患者さんの病状によっては，②から④の減量を時間をかけて行うことがあります。主治医の先生に相談しましょう。

成人では，さらに長い時間をかけてステロイド薬を使用する場合が多いようです。

🌳 ステロイド薬の副作用

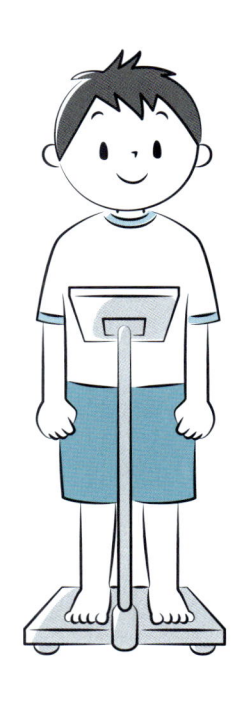

感染症

ステロイド薬を飲んでいるときに，水ぼうそうやはしかにかかると，重症化することがあります。ステロイド薬を使用する前に予防接種や以前の感染について確認します。可能であれば，寛解している間に，予防接種を行っておくとよいです。そのほかの感染症については，頻度も重症度も健康な人とほとんど変わりません。

中心性肥満・満月様顔貌

手足は細く顔も含めて体の中心部が太ります。顔は頬が膨らみ，丸くなります。

食欲亢進

特にステロイド薬の量が多く，長い期間飲んでいるときは，とてもお腹が空きます。

成長障害

身長が伸びにくくなります。そのため，ステロイド薬の量を必要な最小量にしたり，1日おきに飲むようにしたりします。

高血圧

特にステロイド薬の量が多いときは，血圧が高くなることがあります。降圧薬（血圧を下げる薬）が必要になる場合があります。

骨粗鬆症

骨が弱くなり，骨折しやすくなります。運動を適度に行ってください。

白内障（目のレンズが白くにごること）・緑内障（眼圧（目の圧力）が高くなること）

個人差があります。ステロイド薬を飲んでいるときは，定期的に眼科検診を受けてください。

精神的な影響

気分的に落ち着きがなくなったり，元気がなくなったりします。

皮膚症状

ステロイド薬を長い間飲んでいると皮膚が薄くなることがありますが，心配はありません。思春期にはニキビがひどくなることがあります。塗り薬もありますので，主治医の先生に相談しましょう。

消化性潰瘍

中学生以上に多いようです。胃が痛いなどの症状がある場合は，主治医の先生に相談しましょう。

耐糖能異常
(たいとうのういじょう)

　ステロイド薬を大量に使った場合，血糖値が高くなることがあります。

そのほかの副作用
(ふくさよう)

　そのほかにも，寝付きが悪くなる，体の毛が濃くなる，髪の毛が抜けやすくなる，筋力が落ちる，女子では生理が不順になる，などの症状が出ることがあります。

ステロイド薬の合併症，離脱症候群
(りだつしょうこうぐん)

　ステロイド薬を突然中止したり，急激に減量したりすると，発熱，頭痛，脱力感など(副腎不全の症状)が出ます。特に，大量のステロイド薬を飲んでいて，突然飲むのをやめるとショック症状を起こすこともあります。
(ふくじんふぜん)

　ステロイド薬を長期間飲んでいると，副腎でステロイドホルモンがつくられなくなるためです。ステロイド薬は突然中止したり，一気に減らしてはいけません。薬の飲み方は主治医の先生の指示にしたがってください。
(しゅじい)

🌳 日常生活

- ネフローゼ症候群が寛解しているときは，薬を飲んでいても基本的に生活に制限はありません。
(かんかい)
- ステロイド薬や免疫抑制薬治療を受けている間は，風邪などをひきやすくなります。外から帰ったときや食事の前などは，手洗いとうがいをしましょう。
(めんえきよくせいやく)

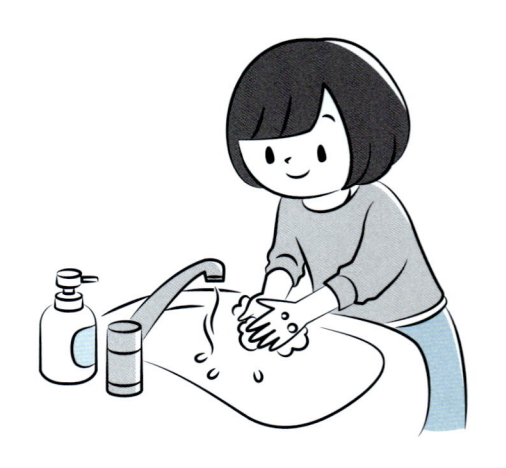

- 再発に備えて，毎朝，試験紙で尿を調べてもらいます。受診時に，主治医の先生に結果を伝えてください。
(さいはつ)
- たんぱく尿2〜3＋が2〜3回続いたら，再発の可能性が高いです。再発の治療や経過をみる必要がありますので，必ず主治医の先生に相談しましょう。
- 再発していても症状が強くなければ，食事や運動に制限はありません。安静にすると血栓症(両足や腹部の太い静脈に血液の塊ができること)を起こしたり，骨が弱くなったりするためです。ただし，再発してむくみが強い場合は食塩摂取制限が必要になります。ステロイド薬を飲んでいるとお腹が空くようになるので，食べ過ぎないように注意してください。
(けっせんしょう)(かたまり)(す)
- 予防接種については，主治医の先生と相談して行ってください。

🌳 腎生検の適応

腎生検

　腎臓に細い針を刺して，腎臓のほんの一部を採り出し，顕微鏡で実際に腎臓がどうなっているかを調べます。

　初めてネフローゼ症候群の症状が出た場合は，ステロイド薬が効くステロイド感受性ネフローゼ症候群であることが多いため，一般的に腎生検は行わずにステロイド治療を開始します。下記の場合は腎生検を行って診断をしてから治療方針を決めることが多いです。

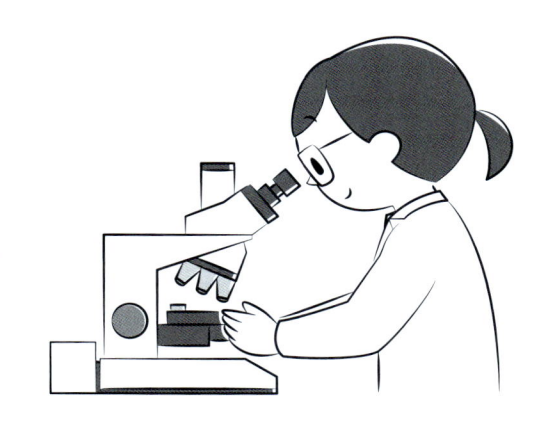

初めて症状が出たとき（初発時）

- 1歳未満の場合。
- 持続的に尿が赤かったり，黒かったりする（血尿（肉眼的血尿）と呼びます）場合。
- 血圧が高い場合や腎機能が悪い場合。
- 低補体血症（補体：体の抵抗力の一種）がある場合。
- 皮膚に発疹や紫斑など，腎臓以外で症状がある場合。

治療開始後

- ステロイド抵抗性や，頻回再発型のネフローゼ症候群である場合。
- 免疫抑制薬のシクロスポリンを長期間使う場合は，腎臓に障害を起こすことがあるため，腎生検を行うことが推奨されています。

🌳 医療費助成制度

　小児で治療を行っている場合は，小児慢性特定疾病の対象疾患となります。（寛解に入っていても，ステロイド薬や免疫抑制薬を投与しているための寛解であるため，対象疾患となります。）また，18〜20歳以上では指定難病の対象疾患になります。（重症度判定のなかの「ステロイド依存性あるいは頻回再発型を呈する場合」にあてはまります。）

　いずれも，都道府県の窓口に申請する必要があります。詳細は都道府県の窓口や，各病院の主治医，ソーシャルワーカーに問い合わせてください。

難治性の頻回再発型・ステロイド依存性ネフローゼ症候群

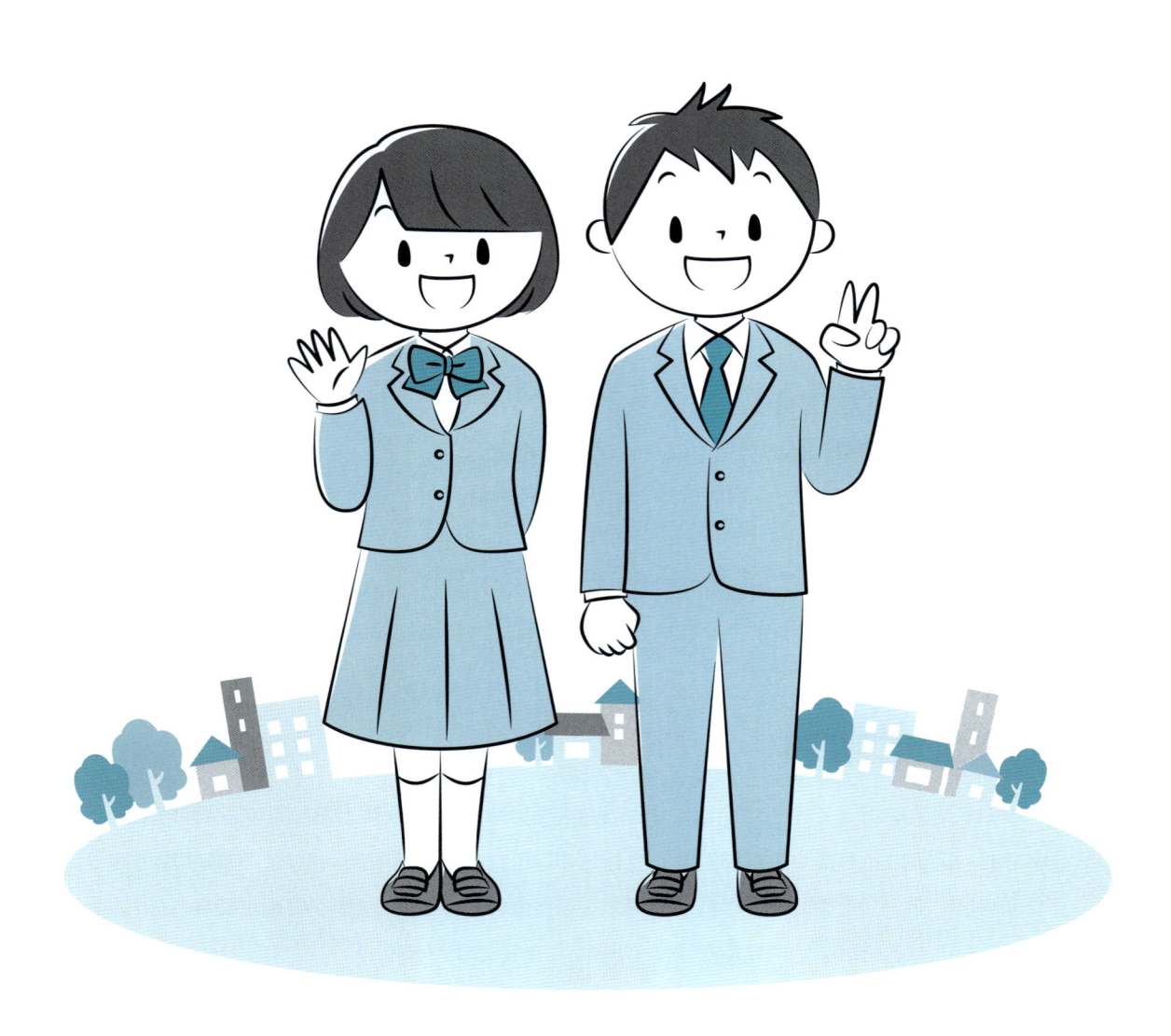

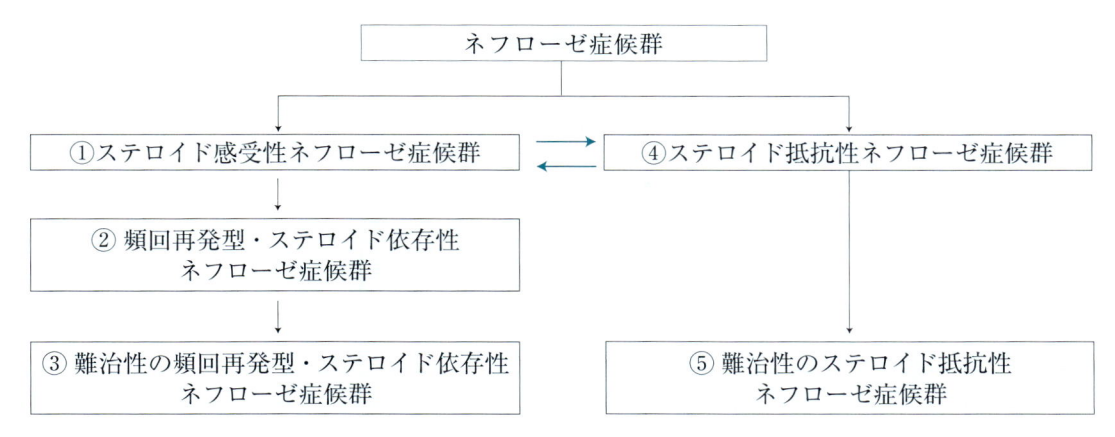

図. ステロイド薬の効果によるネフローゼ症候群の分類

ネフローゼ症候群

ネフローゼ症候群とは，次のような三つの症状や特徴が出ている状態のことです。

- 尿にたくさんのたんぱく質が出る（たんぱく尿と呼びます）。
- 血液のなかのたんぱく質やアルブミンが減っている。
- むくみが出る。

ネフローゼ症候群にはさまざまなタイプ（病型と呼びます）がありますが，小児のほとんどは腎生検で病的な変化が認められない微小変化タイプ（微小変化型ネフローゼ症候群と呼びます）です。日本では，小児10万人に対して5～6人が毎年発症すると言われています。

原因はまだわかっていません。一度よくなっても，風邪をひいたときなどに，初めてネフローゼ症候群になったときと同じようにたんぱく尿が出ることがあります（再発と呼びます）。再発中に"はしか"にかかると，たんぱく尿が消えることがあり，なんらかの免疫（細菌やウイルスに対する抵抗力）が関与していると言われています。

症　状：むくみ，尿の量が減るなどの症状が出ます。むくみが全身に起こると，腹痛，下痢，嘔吐，食欲低下を起こします。

合併症：腎機能が悪くなったり，細菌に対する抵抗力が弱くなり，熱が出ることがあります。また，血管に血の塊がつまって（血栓と呼びます），肺梗塞（肺の血管がつまること），心筋梗塞（心臓の血管がつまること），脳梗塞（脳の血管がつまること），深部静脈血栓症（両足の太い静脈がつまること）などになることがあります。

難治性の頻回再発型・ステロイド依存性ネフローゼ症候群（図の③）

難治性の頻回再発型・ステロイド依存性ネフローゼ症候群とは，免疫抑制薬での治療を行っ

ても，頻回に再発を繰り返すネフローゼ症候群です。

治療方法は？

　免疫抑制薬での治療には，シクロスポリン，シクロホスファミド，ミゾリビンといった薬が使われますが，再発を完全に抑えられないことや副作用(薬による好ましくない作用)があって長期間使用できないことが問題となります。そのため，ステロイド薬を長期間飲むことになり，肥満，成長障害，高血圧，骨粗鬆症などのステロイド薬による副作用が起こりやすくなることも問題です。

そこで，下記のような治療が行われます。

リツキシマブ(リツキサン®)

- もともとは，B細胞性リンパ腫(血液のがん)を治療する薬です。
- B細胞(免疫を担当する白血球の一種)を除去することで，ネフローゼ症候群の再発を抑えます。
- リツキシマブでの治療後，約半年でB細胞は回復してきますが，その頃に再発することも多いです。
- リツキシマブは，1週間に1回，約4時間かけて点滴します。これを4週間行います。
- 1週間おきに4回繰り返す方法のほかに，回数を減らす方法や間隔をあける方法などが試みられています。

・副作用

インフュージョンリアクション

- リツキシマブを使用して24時間以内に起こるインフルエンザにかかったような症状(発熱，悪寒，頭痛)やアレルギー様症状(じんましん，低血圧)のことです。これらは1回目の使用のときに最も多く起きます。
- 予防のために解熱薬(熱を下げる薬)，抗ヒスタミン薬(アレルギー反応を抑える薬)，ステロイド薬を使用します。
- 点滴は遅い速度からはじめて，患者さんの状態をみながら少しずつ速くしていきます。
- 点滴中に症状が出た場合は，程度によって点滴速度を遅くしたり，中断したりします。強い症状が出た場合は，主治医の先生が適切な治療を行います。その場合，リツキシマブの点滴を中止することがあります。
- 症状が出た場合は，いったん中止してからまたゆっくり点滴をすれば，症状は出ないことが多いです。

好中球減少症・無顆粒球症

　リツキシマブを使用した直後よりも数カ月後に起こることが多いです。定期的に血液検査

をする必要があります。

感染症

B細胞(免疫を担当する白血球の一種)が消失するため，細菌感染症やウイルス感染症が起こる可能性があり，注意が必要です。B細胞が消失している間，肺炎を起こすニューモシスチス感染症は重症になります。予防として抗菌薬のST合剤を使用する必要があります。

・重症な感染症などの合併症

進行性多巣性白質脳症(脳の病気)，B型肝炎の再活性化に伴う劇症肝炎(肝臓の機能が悪くなる)，肺線維症(肺が悪くなる)などがあります。

・その他

- リツキシマブは，生物由来製品(原材料がヒトや動物の細胞や組織である)に指定されていて，アメリカまたはニュージランド産のウシの血清由来成分が使われています。
- リツキシマブは，母体から胎児(お腹のなかの赤ちゃん)に移行し，胎児のB細胞数を減少させ，胎児のリンパ節や脾臓が小さくなって機能しなくなることが，動物実験でわかっています。そのため，リツキシマブを使っている患者さんは，使用中と使用後血液のなかの抵抗力の細胞が回復するまでは，妊娠をさけることになります。

ミコフェノール酸モフェチル(セルセプト®)

- 難治性の頻回再発型・ステロイド依存性ネフローゼ症候群に対して有効です。
- 日本では，難治性の頻回再発型・ステロイド依存性ネフローゼ症候群の薬としては認められていません。

・副作用

- 下痢や腹痛などの消化器症状
- 骨髄抑制(白血球減少，貧血，血小板減少)
- 感染症
- 催奇形性

妊娠中に使用した場合，いろいろな奇形を生じることがあります。そのため，妊娠する可能性のある女性には，使用する前に妊娠検査を行い，妊娠していないことを確認してから使用します。また，使用する前から使用後6週間は，妊娠をさける必要があります。この期間は，問診や妊娠検査を行うなど，妊娠していないことを定期的に確認します。

再発した場合の治療

再発した場合は，ステロイド薬(プレドニゾロン)で治療を行います。

① 患者さんの体重(または体表面積)で計算した最大量を寛解(たんぱく尿がなくなること)するまで，毎日飲みます。

② 患者さんの体重（または体表面積）で計算した最大量を1日おきに，朝1回2週間飲みます。

③ 患者さんの体重（または体表面積）で計算した最大量の半量を1日おきに，朝1回2週間飲みます。

④ 患者さんの体重（または体表面積）で計算した最大量の1/4量を1日おきに，朝1回2週間飲んでやめます。

　ただし，患者さんの病状によっては，②から④の減量を時間をかけて行うことがあります。主治医（しゅじい）の先生に相談しましょう。

　成人は，さらに長い期間をかけてステロイド薬を使用する場合が多いようです。

ステロイド薬の副作用（ふくさよう）

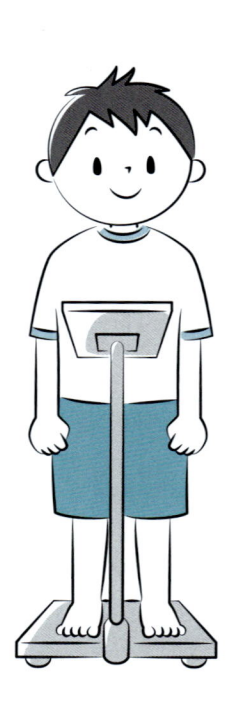

感染症

　ステロイド薬を飲んでいるときに，水ぼうそうやはしかにかかると重症化することがあります。ステロイド薬を使用する前に予防接種や以前の感染症について確認します。可能であれば，寛解（かんかい）している間に予防接種を行っておくとよいです。そのほかの感染症については，頻度（ひんど）も重症度（じゅうしょうど）も健康な人とほとんど変わりません。

中心性肥満（ちゅうしんせいひまん）・満月様顔貌（まんげつようがんぼう）

　手足は細く，顔も含めて体の中心部が太ります。顔は頬（ほお）が膨（ふく）らみ，丸くなります。

食欲亢進（しょくよくこうしん）

　特にステロイド薬の量が多いときは，とてもお腹が空（す）きます。

成長障害

　身長が伸びにくくなります。そのため，ステロイド薬の量を必要な最小量にしたり，1日おきに飲むようにしたりします。

高血圧

　特にステロイド薬の量が多いときは，血圧が高くなることがあります。降圧薬（こうあつやく）が必要になる場合があります。

骨粗鬆症（こつそしょうしょう）

　骨が弱くなり，骨折しやすくなります。運動を適度に行ってください。

白内障（はくないしょう）（目のレンズが白くにごること）・緑内障（りょくないしょう）（眼圧（がんあつ）（目の圧力）が高くなること）

　個人差があります。ステロイド薬を飲んでいるときは，定期的に眼科検診を受けてください。

精神的な影響

　気分的に落ち着きがなくなったり，元気がなくなったりします。

皮膚症状

ステロイド薬を長い期間飲んでいると皮膚が薄くなることがありますが，心配はありません。思春期にはニキビがひどくなることがあります。塗り薬もありますので，主治医の先生に相談しましょう。

消化性潰瘍

中学生以上に多いようです。胃が痛いなどの症状がある場合は，主治医の先生に相談しましょう。

耐糖能異常

ステロイド薬を大量に使った場合，血糖値が高くなることがあります。

そのほかの副作用

そのほかにも，寝付きが悪くなる，体の毛が濃くなる，髪の毛が抜けやすくなる，筋力が落ちる，女子では生理が不順になる，などの症状が出ることがあります。

ステロイド薬の合併症，離脱症候群

ステロイド薬を突然中止したり，急激に減量したりすると，発熱，頭痛，脱力感など（副腎不全の症状）が出ます。特に，大量のステロイド薬を飲んでいて，突然飲むのをやめるとショック症状を起こすこともあります。ステロイド薬を長期間飲んでいると，副腎でステロイドホルモンがつくられなくなるためです。ステロイド薬は突然中止したり，一気に減らしてはいけません。薬の飲み方は主治医の先生の指示にしたがってください。

🌳 日常生活

- ネフローゼ症候群が寛解しているときは，薬を飲んでいても基本的に生活に制限はありません。

- 治療を受けている間は，風邪などをひきやすくなります。外から帰ったときや食事の前などは，手洗いとうがいをしましょう。

- 再発に備えて，毎朝，試験紙で尿を調べてもらいます。また，再発の症状としては，尿の泡，むくみ，体重増加があります。受診時に，主治医の先生に結果を伝えてください。

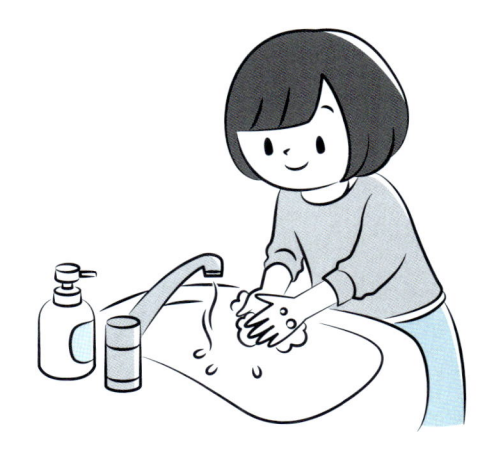

- たんぱく尿2〜3+が2〜3回続いたら，再発の可能性が高いです。再発の治療や経過をみる必要がありますので，必ず主治医の先生に相談しましょう。

- 再発していても症状が強くなければ，食事や運

動に制限はありません。安静にすると血栓症（両足や腹部の太い静脈に血液の塊ができる）を起こしたり，骨が弱くなったりするためです。ただし，再発してむくみが強い場合は食塩摂取制限が必要になります。ステロイド薬を飲んでいると，お腹が空くようになるので食べ過ぎないように注意してください。

- リツキシマブや免疫抑制薬で治療を受けている間は，不活化ワクチン（インフルエンザワクチン，日本脳炎ワクチン，百日咳ワクチンなど）の効果が弱くなる可能性があります。予防接種については，主治医の先生と相談して行ってください。
- 免疫抑制薬を飲んでいる間は，麻疹（はしか）などの生ワクチンの接種はしてはいけないことになっています。

医療費助成制度

　小児で治療を行っている場合は，小児慢性特定疾病の対象疾患となります。（寛解していても，ステロイド薬や免疫抑制薬を投与しているための寛解であるため，対象疾患となります。）

　また，18〜20歳以上では指定難病の対象疾患になります。（重症度判定のなかの「ステロイド依存性あるいは頻回再発型を呈する場合」にあてはまります。）

　いずれも，都道府県の窓口に申請する必要があります。詳細は都道府県の窓口や，各病院の主治医，ソーシャルワーカーに問い合わせてください。

ステロイド抵抗性ネフローゼ症候群

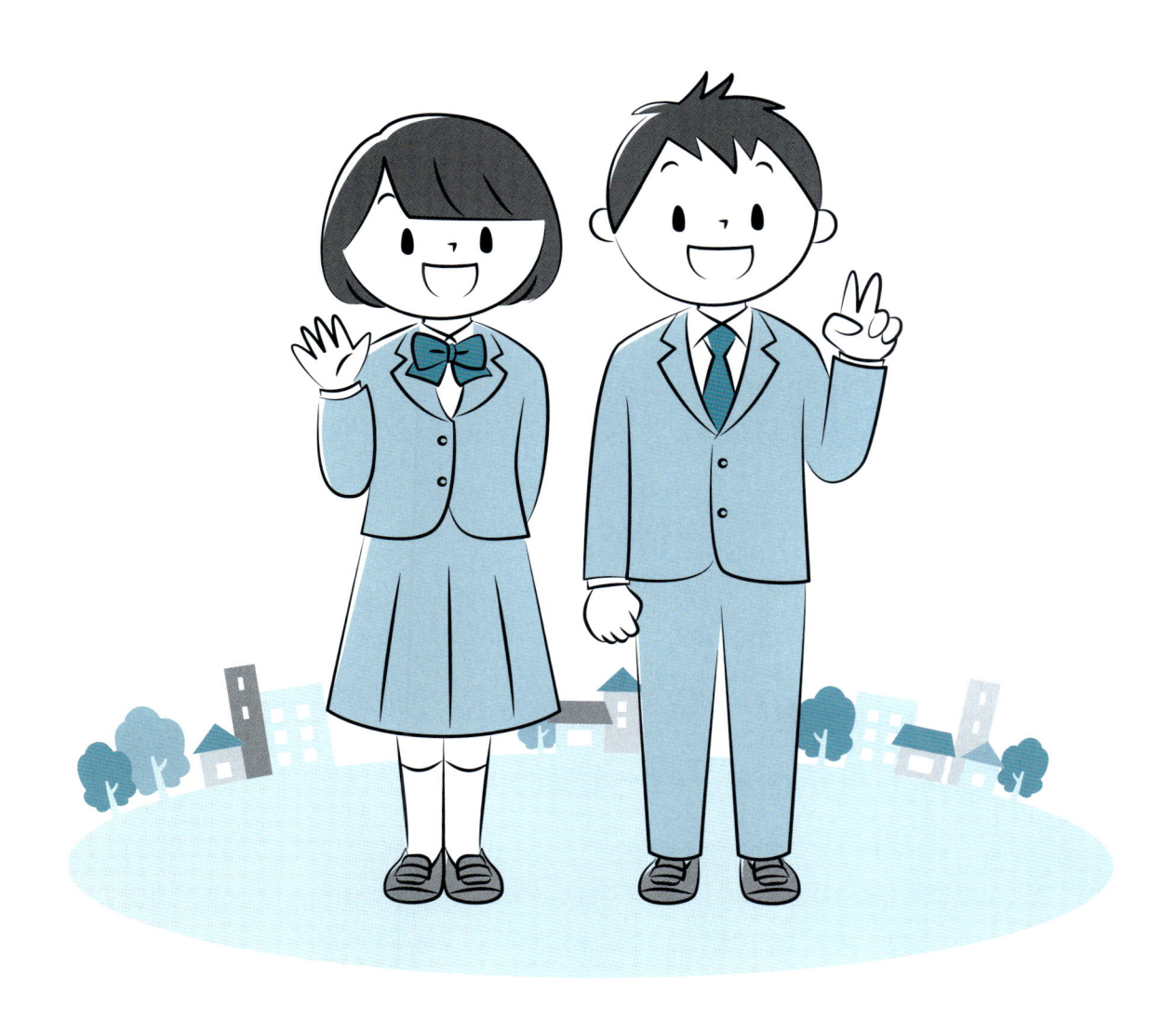

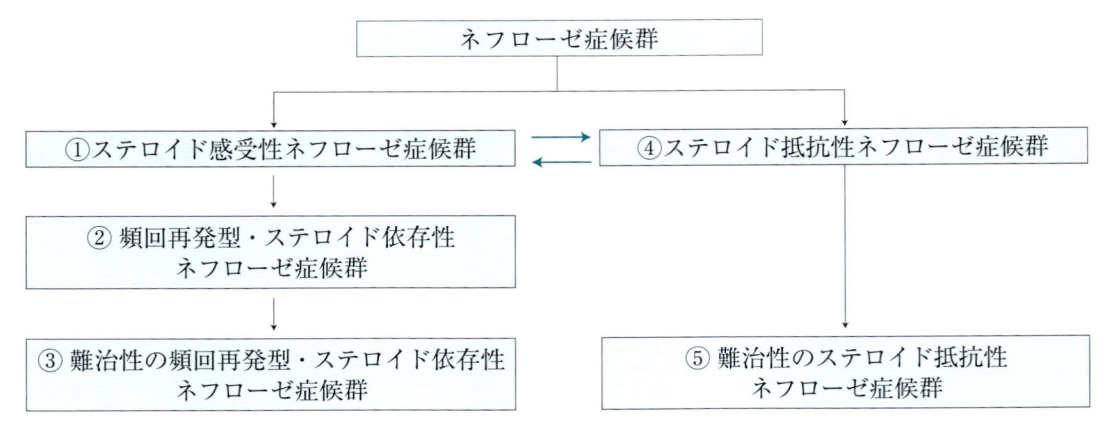

図. ステロイド薬の効果によるネフローゼ症候群の分類

ネフローゼ症候群

ネフローゼ症候群とは，次のような三つの症状や特徴が出ている状態のことです。

- 尿にたくさんのたんぱく質が出る（たんぱく尿と呼びます）。
- 血液のなかのたんぱく質やアルブミンが減っている。
- むくみが出る。

ネフローゼ症候群にはさまざまなタイプ（病型と呼びます）がありますが，小児のほとんどは腎生検で病的な変化が認められない微小変化タイプ（微小変化型ネフローゼ症候群と呼びます）です。日本では，小児10万人に対して5〜6人が毎年発症すると言われています。

原因はまだわかっていません。一度よくなっても，風邪をひいたときなどに，初めてネフローゼ症候群になったときと同じようにたんぱく尿が出ることがあります（再発と呼びます）。再発中に"はしか"にかかると，たんぱく尿が消えることがあり，なんらかの免疫（細菌やウイルスに対する抵抗力）が関与していると言われています。

🌲 ステロイド抵抗性ネフローゼ症候群（図の④）

ステロイド抵抗性ネフローゼ症候群は，ステロイド薬が効きにくいタイプです。ステロイド薬を4週間以上連日で使用してもたんぱく尿が持続し，完全寛解（尿たんぱくがなくなること）しないものです。ステロイド抵抗性ネフローゼ症候群と診断された場合は，腎生検を行って診断をしっかりさせてから，治療方針を決めることが多いです。

腎生検

腎臓に細い針を刺して，腎臓のほんの一部を採り出し，顕微鏡で実際に腎臓がどうなっているかを調べます。

ステロイド薬やさまざまな免疫抑制薬に反応して寛解になる場合は，腎機能が悪くなること

はほとんどありません。これらの治療に反応せず，高度なたんぱく尿が持続する場合（難治性のステロイド抵抗性ネフローゼ症候群）に腎生検で組織をみると，巣状分節性糸球体硬化症であることが多く，これは腎不全（腎機能が悪くなって透析療法などの腎臓のかわりをする治療が必要になること）に進行することが多いです。

症状は？

ステロイド薬が効きにくいため，たんぱく尿が出続けます。そのため，尿が少なくなり，顔や足がむくんたり（浮腫と呼びます），腹部が腫れたり（腹水と呼びます），肺に水がたまったり（胸水と呼びます）します。浮腫がひどくなると，だるくなったり，腹痛が出たり，下痢になったり，呼吸が苦しくなったりします。

合併症は？

腎機能が悪くなったり，細菌に対する抵抗力が弱くなって熱が出たりします。また，血管に血栓（血の塊がつまること）ができて，肺梗塞（肺の血管がつまること），心筋梗塞（心臓の血管がつまること），脳梗塞（脳の血管がつまること），深部静脈血栓症（両足の太い静脈がつまること）などになることがあります。

治療方法は？

ステロイド抵抗性フローゼ症候群では，ステロイド薬に，シクロスポリンを追加することが推奨されています。ステロイドパルス療法（ステロイド薬を大量に点滴注射する）を行う場合もあります。

シクロスポリン（ネオーラル®）
- シクロスポリンの量は，血中濃度（血液中の薬の濃度）を測定して調節します。
- シクロスポリンは1日2回飲みます。
- 飲む時間はできるかぎり同じにしましょう。
- シクロスポリンを飲み始めて4〜6カ月で効果があった場合は，1〜2年間続けることが多いです。

・**副作用**
慢性腎毒性（腎臓に悪さをすること）
腎臓に障害を引き起こします（腎毒性と呼びます）。尿検査や血液検査では気がつくことができないため，診断をするには腎生検をする必要があります。長期にシクロスポリンを飲む場合は，腎機能が悪くない場合でも，薬を飲み続けた2〜3年後に腎生検を行い，慢性腎毒性

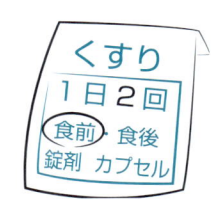

が起こっていないかを調べることが推奨されています。

歯肉肥厚・歯肉出血

歯肉が腫れたり，出血したりすることがあります。しっかりと歯磨きをするとよいですが，ひどい場合は歯科を受診します。

多毛(毛が濃くなること)

個人差はありますが，眉毛や産毛が濃くなることがあります。カミソリで剃ったりします。

高血圧

血圧が高くなることがあります。降圧薬(血圧を下げる薬)が必要になる場合があります。

けいれん

血圧が高いと，同時にけいれんを起こすことがあります。

・守ってほしいこと

- マクロライド系抗菌薬をシクロスポリンと一緒に飲まないでください。マクロライド系抗菌薬はシクロスポリンの血中濃度を上昇させます。
- ほかの薬を使用するときは，必ず主治医の先生に確認してください。
- グレープフルーツを食べないでください。グレープフルーツは，シクロスポリンの血中濃度を上昇させます。

ステロイドパルス療法(ソル・メドロール®)

シクロスポリンと併用すると，寛解導入に有効な可能性があります。

- 短期間で大量のステロイド薬(メチルプレドニゾロン)を点滴する方法です。
- メチルプレドニゾロンを1日1回，3日間連続で点滴注射します。
- メチルプレドニゾロンの量は，身長をもとにした標準体重で計算します。
- 投与回数や間隔についてはいろいろな方法があります。
- 必ず主治医の先生の指示にしたがって治療を受けてください。

・副作用

高血圧(血圧が高くなること)

高血糖(血液中のブドウ糖濃度が高くなること)

徐脈(脈拍がゆっくりになること)

血栓症(血管がつまること)

けいれん

アンジオテンシン変換酵素阻害薬

- たんぱく尿減少効果や腎臓の血液の流れをよくし，腎臓を保護する効果があります。

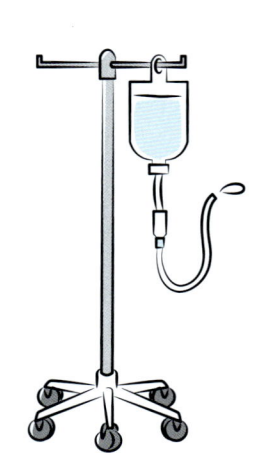

・副作用

咳

血清クレアチニン値上昇

高カリウム血症

催奇形性

　妊娠している女性への使用は禁止されています。妊娠・出産の予定がある場合は使用を中止しますので，早めに主治医の先生に相談してください。また，薬を使用中に妊娠した場合，すぐに主治医の先生に相談してください。

そのほかの治療

　LDL吸着療法（血液中のコレステロールを除去する）・血漿交換療法（血液のなかの血漿成分のみを入れかえる），リツキシマブ（リツキサン®），タクロリムス（プログラフ®）などの治療方法があります。主治医の先生は，あなたの病状や全身状態，あなたの希望を聞いて1番よい治療を決定しますので，よく相談してください。

🌳 日常生活

- ●ネフローゼ症候群が寛解しているときは，薬を飲んでいても基本的に生活に制限はありません。

- ●たんぱく尿が出続けていても，むくみがひどくなく，体がつらくなければ，できるだけ動いたほうが合併症が少なくなります。

- ●治療を受けている間は，風邪などをひきやすくなります。外から帰ったときや食事の前などは，手洗いとうがいをしましょう。

- ●たんぱく尿が多くなると，むくみ，体重増加，腹痛，食欲低下などの症状が出てきます。調子が悪いときには主治医の先生に相談してください。

- ●リツキシマブや免疫抑制薬で治療を受けている間は，不活化ワクチン（インフルエンザワクチン，日本脳炎ワクチン，百日咳ワクチンなど）の効果が弱くなる可能性があります。予防接種については，主治医と相談して行ってください。

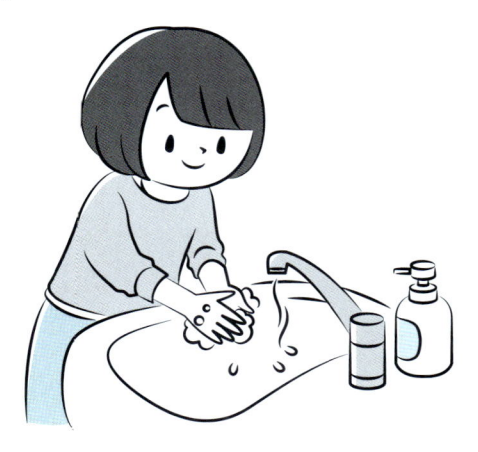

- ●免疫抑制薬を飲んでいる間は，麻疹（はしか）などの生ワクチンの接種はしてはいけないことになっています。

医療費助成制度
(いりょうひじょせいせいど)

　小児で治療を行っている場合は，小児慢性特定疾病(しょうにまんせいとくていしっぺい)の対象疾患となります。また，18 〜 20 歳以上では指定難病(していなんびょう)の対象疾患になります。（重症度判定(じゅうしょうどはんてい)のなかの「ネフローゼ症候群の診断後，一度も完全寛解(かんぜんかんかい)に至らない場合」にあてはまります。）

　いずれも，都道府県の窓口に申請する必要があります。詳細は都道府県の窓口や，各病院の主治医(しゅじい)，ソーシャルワーカーに問い合わせてください。

2. 移行準備評価チェックリスト

移行準備評価チェックリスト使用にあたって

TRAQ（transition readiness assessment questionnaire）（表1）[1,2] は，慢性疾患を有する思春期・若年成人における成人期医療への移行に関する準備状況の発達プロセスを評価する質問票である。移行に必要なセルフマネジメントスキル獲得の成長プロセスを測定できる尺度が必要であることから開発され，同様の目的でつくられた質問紙のなかで最も高い妥当性・信頼性を有する[3] transition readiness assessment（移行準備状況評価）のツールとして欧米で広く使用されている。TRAQでは，小児科医やほかの医療者が定期的に移行準備状況の評価を行うことが推奨され[1]，患者自身に記入してもらうことで移行準備状況の検討が可能となり，経時的な変化や介入の効果を測定することも可能であると考えられている。

しかし，TRAQは特定の疾患を対象としていないため疾患によっては当てはまらない項目があり，TRAQのみでは評価が不十分な場合がある。また，ヘルスリテラシーの獲得状況についての評価項目が盛り込まれていないため，この部分を中心にTRAQとは別にIgA腎症，ネフローゼ症候群の移行準備評価チェックリストを作成した（表2, 表3）。なお，移行準備評価チェックリストには，東野らの「成人移行チェックリスト（患者用）」[4] ならびに海外で使用されているTRxANSITION Scale[5] の一部を改変して作成した。

TRAQは，行動変容ステージモデルに基づいて自分で考えて行動計画が立てられることを目標に作成されており，TRxANSITIONとは異なる性格のものである[6]。したがって，患者自身が移行の準備状態を評価するためにはTRAQを使用し，疾患自体の理解を評価するためには疾患ごとの移行準備評価チェックリストを組み合わせて使用することを推奨したい。なお，移行準備が整ってから内科へ転科する必要があり，これらのチェックリストを見ながら医療者と患者が課題を共有し，行動計画を立てることが推奨される。そのためには，目標や問題，行動計画を書いたケアプランシートの作成も推奨される。チェックリストやケアプラン上の全てを達成せずに転科することもあり得るが，それらは内科へ情報を提供し，内科でさらに更新させていくことが勧められている[7]。

文献

1) Wood DL, et al : The Transition Readiness Assessment Questionnaire（TRAQ）: its factor structure, reliability, and validity. Pediatr2014 ; 14 : 415-422.
2) 京都大学大学院医学研究科 社会健康医学系専攻 健康情報学. 移行準備状況評価アンケート（TRAQ）日本語版について.http://hi.med.kyoto-u.ac.jp/TRAQ.html.（2018.2.19アクセス）
3) Zhang LF, et al : A systematic review of the psychometric properties of transition readiness assessment tools in adolescents with chronic disease. BMC Pediatr 2014 ; 14 : 4.
4) 東野博彦, 他：小児期発症の慢性疾患患児の長期支援について 小児-思春期—成人医療のギャップを埋める「移行プログラム」の作成をめざして. 小児内科 2006 ; 38 : 962-968.
5) Ferris ME, et al : A clinical tool to measure the components of health-care transition from pediatric care to adult care : the UNC TRxANSITION Scale. Ren Fail 2012 ; 34 : 744-753.
6) 佐藤優希, 他：TRAQ. 石﨑優子（編）：小児期発症慢性疾患患者のための移行支援ガイド. じほう. 東京. 2018 ; 137-140.
7) Six Core Elements of Health Care Transition 2.0. Transitioning Youth to an Adult Health Care Provider. http://www.gottransition.org/providers/leaving.cfm

表1. TRAQ（transition readiness assessment questionnaire）日本語版　　　日付：_____

患者さんへ：成人期医療への移行で重要となる以下の問題について，あなたの状態がもっともよく当てはまる欄にチェックを入れてください。 正解・不正解はありません。またあなたの回答が外部に漏れることはありません。
保護者の方へ：もしあなたのお子さんが以下の質問に自分で回答することが難しい場合，あなたご自身の状態について記入してください。 保護者の方がこの質問紙に回答した場合，ここにチェックを入れてください。☐

	いいえ，どのようにするかわかりません	いいえ，しかし方法を学びたいです	いいえ，今方法を学んでいるところです	はい，やり始めています	はい，必要な時はいつも行っています
薬を管理する					
1. 自分で薬を入手していますか？					
2. 薬の副作用が出た時どうすべきか知っていますか？					
3. 薬を自分で正しく飲んでいますか？					
4. 薬がなくなる前に医師に再処方を頼んでいますか？					
5. 飲んでいる薬（名前や量）を医療者に説明していますか？					
6. 飲んでいる薬の飲み合わせやほかに気になることについて薬剤師と話をしていますか？					
予約を管理する					
7. 自分で外来の予約をとっていますか？					
8. 医師の指示に従って，検査や定期検診を受けていますか？					
9. 受診のための交通手段を自分で確保していますか？					
10. 体調にいつもと違う変化（アレルギーなど）が起きた時，医師に連絡していますか？					
11. 自分でお金（お小遣いや，家計，クレジットカードなど）の管理をしていますか？					
12. 健康について気になることがある時，医師に連絡していますか？					
13. 外来の全て，あるいは一部を一人で受診していますか？					
経過を観察する					
14. アレルギーも含めて，自分で問診票を記入していますか？					
15. 診察などの予約をカレンダーやリストにまとめていますか？					
16. あなたの健康状態について正確に説明していますか？					
17. 自分の健康に関する意思決定をしたり，それに参加したりしていますか？					
医療者と話す					
18. 医師や看護師に自分が感じていることを伝えていますか？					
19. あなたの健康や健康管理について，看護師や医師に質問していますか？					
21. 医師や看護師の説明がわかりにくい時，よりわかりやすく説明してくれるよう頼んでいますか？					
22. 医師や看護師にもらったアドバイスやすすめを守れたかを伝えていますか？					
23. あなたの病歴（過去に受けた手術，アレルギー，薬など）について，医療者に説明していますか？					

Wood DL et al：Pediatr 2014；14：415-422 [1]，京都大学大学院医学研究科社会健康医学系専攻健康情報学 [2] より引用

表2. 移行準備評価チェックリスト(IgA腎症用)　　　　日付：_____

下記の項目について，自分にもっとも当てはまる状態であると思われる部分に○を，現在対象にならない項目については斜線を入れてください。	はい	ある程度	いいえ
病気について			
1. 自分の病名を知っていますか？			
検査			
2. 検査結果について重要な項目がわかりますか？			
内服・治療について			
3. 現在受けている治療がわかりますか？			
4. 内服している薬の効果がわかりますか？			
5. 内服している薬(特にステロイド)の副作用がわかりますか？			
自立した受診，セルフケア行動			
6. 病院に一人で来院できますか？			
7. どのような体調の変化があった時受診したほうがいいか知っていますか？			
8. 自分の病気が将来どうなるか知っていますか？			
9. 必要な書類の記載を主治医に依頼できますか？			
10.自分の検査結果などの医療記録をきちんと保存していますか？			
11.自分の病気を第三者(学校，友人，上司)に自分で説明できますか？			
12.自分の病気が妊娠に影響するか知っていますか？			
13.妊娠・出産によるリスクを知っていますか？			

表3. 移行準備評価チェックリスト（ネフローゼ症候群用）　　　　日付：＿＿＿＿＿＿＿

下記の項目について，自分にもっとも当てはまる状態であると思われる部分に○を，現在対象にならない項目については斜線を入れてください。

	はい	ある程度	いいえ
病気について			
1. 自分の病名を知っていますか？			
2. 再発の定義を言えますか？（尿検査がどうなったら再発ですか？）			
3. 寛解の定義を言えますか？（尿検査がどうなったら寛解ですか？）			
検査			
4. 検査結果について重要な項目がわかりますか？			
内服・治療について			
5. 現在受けている治療がわかりますか？			
6. 内服している薬の効果がわかりますか？			
7. 内服している薬の副作用がわかりますか？			
自立した受診，セルフケア行動			
8. 自宅で尿蛋白を自分でチェックしていますか？			
9. 最終再発がいつかわかりますか？			
10. 再発した時にどのような症状があったら受診したほうがいいか知っていますか？			
11. 自分の病気が将来どうなるか知っていますか？			
12. 病院に一人で来院できますか？			
13. 必要な書類の記載を主治医に依頼できますか？			
14. 自分の検査結果などの医療記録をきちんと保存していますか？			
15. 自分の病気を第三者(学校，友人，上司)に自分で説明できますか？			
16. 自分の病気が妊娠に影響するか知っていますか？			
17. 妊娠・出産によるリスクを知っていますか？			

3. 転科時に必要な診療情報

転科時に必要な診療情報

　今回，小児科から内科に患者が転科するにあたり，小児科医から内科医に伝えたい内容，また内科医が今後の診療を行うにあたり，知っておきたい内容をあげています。小児科と内科では治療方法の違いがあるため，これまでの治療を知ることは内科医にとって非常に重要です。また，妊娠について患者と話をしたことがあるか，今後の治療方針について患者にどのように話をしているかの情報は，スムーズに内科へ転科するにあたり，大切な情報となります。特定の書式はありません。各病院の書式を使用し，記載をお願いします。

IgA腎症
氏名・生年月日・年齢
現病歴・既往歴・家族歴・出生体重
初診時検査所見：尿蛋白定性，尿潜血定性，尿蛋白定量，尿沈渣（RBC），IgA，BUN，Crなど
直近の検査所見
腎病理所見
薬剤アレルギー・その他のアレルギー
キーパーソン
医療費助成制度申請の有無
治療歴 （ステロイド薬，免疫抑制薬，抗凝固薬，抗血小板薬，RA系阻害薬，口蓋扁桃摘出，その他）
今後の治療方針について（本人および家族への説明内容）
妊娠について話をしたことがあるかの情報
現在の処方
◇ 移行支援に関して下記があれば記載
移行プログラムに参加していたか？（移行準備評価チェックリストおよび移行サマリーの持参の有無）
しばらくの期間内科と小児科の併診を行うことを希望するか？
本人にどの程度話をしているか？（将来の予後，妊娠や出産の問題など）
将来の職業や教育の希望など？
患者の精神・心理的問題，家族の状況（社会的，心理的問題）や患者と家族間の問題があるか？

ネフローゼ症候群
氏名・生年月日・年齢
現病歴・既往歴・家族歴・出生体重
初診時検査所見：尿蛋白定性，尿潜血定性，尿蛋白定量，尿沈渣(RBC)，TP，Alb，BUN，Crなど
直近の検査所見
腎病理所見
薬剤アレルギー・その他のアレルギー
キーパーソン
医療費助成制度申請の有無
治療歴 ・ステロイド薬，ステロイドパルス療法の有無，免疫抑制薬 ・再発回数 ・再発時の治療(ステロイド増量の容量や減量方法など) ・ステロイド抵抗性の有無
今後の治療方針について(本人および家族への説明内容)
妊娠について話をしたことがあるかの情報
現在の処方
◇ 移行支援に関して
移行プログラムに参加していたか？(移行準備評価チェックリストおよび移行サマリーの持参の有無)
しばらくの期間内科と小児科の併診を行うことを希望するか？
本人にどの程度話しているか？(将来の予後，妊娠や出産の問題，遺伝についての情報など)
将来の職業や教育の希望など？
患者の精神・心理的問題，家族の状況(社会的，心理的問題)や患者と家族間に問題があるか？

4．医療費助成制度

医療費助成制度

　IgA腎症，微小変化型ネフローゼ症候群に対して医療上必要となり得る制度，小児慢性特定疾病の医療費助成制度と難病医療費助成制度（指定難病）について概説する。

　2015年1月1日に「難病の患者に対する医療等に関する法律」と児童福祉法の一部を改正する法律が施行され，難病や小児慢性特定疾病の対象が拡大されている。

小児慢性特定疾病の医療費助成

　小児慢性特定疾病を有する児童の健全育成を目的として，疾患の治療方法の確立と普及，患者家庭の医療費の自己負担の一部を助成する制度である。ただし，自己負担額は保護者の所得に応じて異なる。助成の対象となるのは，原則，指定医療機関で受診した際の医療費である。

　小児慢性特定疾病とは，① 慢性に経過し，② 生命を長期に脅かし，③ 症状や治療が長期にわたって生活の質を低下させ，④ 長期にわたり高額な医療費の負担が続くような要件を全て満たす疾病である。本医療費助成制度の適応基準は，厚生労働大臣により疾病ごとに定められている。

　対象は，この基準を満たす小児慢性特定疾病にかかっている18歳未満の子どもである。18歳到達時点で対象となっており，かつその後も引き続き治療が必要と認められる場合には，20歳未満まで延長可能である。ただし，新規申請は18歳を超えるとできない。

　IgA腎症と微小変化型ネフローゼ症候群の適応基準を表1に示す。

　小児慢性特定疾病の医療費助成にかかわる自己負担上限額を表2に示す。

　なお，小児慢性特定疾病重症患者認定基準を満たす子どもは，医療費の自己負担上限額が変わる。慢性腎疾患では，血液透析または腹膜透析（CAPD（持続携行式腹膜透析）を含む。）を行っている者は，重症患者に認定される。

　手続きの流れは，小児慢性特定疾病情報センターのホームページ（https://www.shouman.jp/disease/）を参照されたい。保護者が都道府県，指定都市，中核市の担当窓口に小児慢性特定疾病医療意見書を含む必要書類を提出すると，小児慢性特定疾病審査会にて審査され，結果が自治体に通知される。このため，指定医療機関を受診し，指定医により小児慢性特定疾病医療意見書を発行してもらうことが必要となる。有効期限は，申請日から原則1年以内で，都道府県などが定める期間であり，1年ごとの更新が必要となる。

表1. IgA腎症と微小変化型ネフローゼ症候群の適応基準

疾病名	疾病の状態の程度
微小変化型ネフローゼ症候群	下記のいずれかの基準に該当する場合 ・半年間で3回以上再発した場合または1年間に4回以上再発した場合 ・治療で免疫抑制薬または生物学的製剤を用いる場合 ・腎移植を行った場合
IgA腎症	病理診断で診断が確定し，治療でステロイド薬，免疫抑制薬，生物学的製剤，抗凝固薬，抗血小板薬，アルブミン製剤，降圧薬のうち一つ以上を用いる場合または腎移植を行った場合

表2. 小児慢性特定疾病の医療費助成にかかわる自己負担上限額

階層区分	年収の目安（夫婦2人子1人世帯）		自己負担上限額 （患者負担割合：2割，外来＋入院）		
			一般	重症※	人工呼吸器等装着者
I	生活保護等		0		
II	市町村民税非課税	低所得I（～約80万円）	1,250		500
III		低所得II（～約200万円）	2,500		
IV	一般所得I （～市区町村民税7.1万円未満，～約430万円）		5,000	2,500	
V	一般所得II （～市区町村民税25.1万円未満，～約850万円）		10,000	5,000	
VI	上位所得 （市区町村民税25.1万円～，約850万円～）		15,000	10,000	
入院時の食事			1/2自己負担		

※重症：①高額な医療費が長期的に継続する者（医療費総額が5万円/月（例えば医療保険の2割負担の場合，医療費の自己負担が1万円/月）を超える月が年間6回以上ある場合），②現行の重症患者基準に適合するもの，のいずれかに該当。

小児慢性特定疾病情報センター「小児慢性特定疾病の医療費助成に係る自己負担上限額」から引用.
https://www.shouman.jp/assist/expenses（2018.03.25アクセス）

難病医療費助成制度（指定難病）

2014年5月23日に持続可能な社会保障制度の確立を図るため，「難病の患者に対する医療等に関する法律（難病法）」が成立し，2015年1月1日に施行された。難病患者に対する医療費の自己負担の一部を助成する制度であり，長期の療養による医療費の経済的な負担が大きい患者を支援するためのものである。

指定難病の要件は，① 発病の機構が明らかでない，② 治療方法が確立していない，③ 希少な疾患，④ 長期の療養を必要とする，⑤ 患者数が本邦において一定の人数（人口の約0.1％程度）に達しないこと，⑥ 客観的な診断基準（またはそれに準ずるもの）が確立していることである。

「難病法」による医療費助成の対象は，原則として「指定難病」と診断され，「重症度分類等」に照らして病状の程度が一定程度以上の場合である。確立された対象疾病の診断基準とそれぞれの疾病の特性に応じた重症度分類等が，個々の疾病ごとに設定されている。小児慢性特定疾病と指定難病の認定基準は異なるため，18歳未満では小児慢性特定疾病の医療費助成の対象者であったとしても，「指定難病」の対象者になるとは限らないため注意する。また，小児慢性特定疾病の対象となる疾病が，指定難病の対象となっていない場合もある。18歳到達後も引き続き治療が必要と認められ，小児慢性特定疾病を20歳未満まで延長申請した患者では，満20歳以降で「指定難病」の対象となる。

表3. IgA腎症と一次性ネフローゼ症候群の重症度判定基準

疾病名	重症度判定基準
一次性ネフローゼ症候群	一次性ネフローゼ症候群の確定診断がなされた患者において以下のいずれかを満たす場合を重症として対象にする。 ① ネフローゼ症候群の診断後，一度も完全寛解に至らない場合（定義は表1を参照） ② ステロイド依存性あるいは頻回再発型を呈する場合（定義は表1と表2を参照） ③ CKD重症度分類の赤色の部分の場合（表3） ④ 蛋白尿0.5 g/gCr以上の場合 ＊18歳未満の患者については，ア〜ウのいずれかに該当する場合。 　ア 半年で3回以上再発した場合または1年間に4回以上再発した場合。 　イ 治療で免疫抑制薬または生物学的製剤を用いる場合 　ウ 腎移植を行った場合
IgA腎症	研究班による重症度分類に基づき，以下のいずれかを満たす場合を対象とする。 A. CKD重症度分類ヒートマップが赤の部分の場合 B. 蛋白尿0.5 g/gCr以上の場合 C. 腎生検施行例の組織学的重症度ⅢもしくはⅣの場合

※ 診断基準及び重症度分類の適応における留意事項
1. 病名診断に用いる臨床症状，検査所見等に関して，診断基準上に特段の規定がない場合には，いずれの時期のものを用いても差し支えない（ただし，当該疾病の経過を示す臨床症状等であって，確認可能なものに限る。）。
2. 治療開始後における重症度分類については，適切な医学的管理の下で治療が行われている状態であって，直近6カ月間で最も悪い状態を医師が判断することとする。
3. なお，症状の程度が上記の重症度分類等で一定以上に該当しない者であるが，高額な医療を継続することが必要なものについては，医療費助成の対象とする。

　IgA腎症，一次性ネフローゼ症候群は，指定難病に認定されている。成人に達しても医療費の助成を受給できるようになり，小児期からの治療を継続しやすくなっている。IgA腎症と一次性ネフローゼ症候群の重症度判定基準を表3に示す。

表3中の表1．ネフローゼ症候群の治療効果判定基準

治療効果の判定は治療開始後1カ月，6カ月の尿蛋白定量で行う。
・完全寛解：尿蛋白<0.3 g/日
・不完全寛解Ⅰ型：0.3 g/日≦尿蛋白<1.0 g/日
・不完全寛解Ⅱ型：1.0 g/日≦尿蛋白<3.5 g/日
・無効：尿蛋白≧3.5 g/日

注：1. ネフローゼ症候群の診断・治療効果判定は24時間蓄尿により判断すべきであるが，蓄尿ができない場合には，随時尿の尿蛋白/尿クレアチニン比(g/gCr)を使用してもよい。
　　2. 6カ月の時点で完全寛解，不完全寛解Ⅰ型の判定には，原則として臨床症状および血清蛋白の改善を含める。
　　3. 再発は完全寛解から，尿蛋白1g/日(1g/gCr)以上，または(2＋)以上の尿蛋白が2〜3回持続する場合とする。
　　4. 欧米においては，部分寛解(partial remission)として尿蛋白の50％以上の減少と定義することもあるが，日本の判定基準には含めない。

表3中の表2．ネフローゼ症候群の治療反応による分類

・ステロイド抵抗性ネフローゼ症候群：十分量のステロイドのみで治療して1カ月後の判定で完全寛解または不完全寛解Ⅰ型に至らない場合とする。
・難治性ネフローゼ症候群：ステロイドと免疫抑制薬を含む種々の治療を6カ月行っても，完全寛解または不完全寛解Ⅰ型に至らない場合とする。
・ステロイド依存性ネフローゼ症候群：ステロイドを減量または中止後再発を2回以上繰り返すため，ステロイドを中止できないものとする。
・頻回再発型ネフローゼ症候群：6カ月間に2回以上再発する場合とする。
・長期治療依存型ネフローゼ症候群：2年間以上継続してステロイド，免疫抑制薬などで治療されている場合とする。

表3中の表3．CKD 重症度分類ヒートマップ

蛋白尿区分			A1	A2	A3
尿蛋白定量(g/日) 尿蛋白/Cr比(g/gCr)			正常 0.15未満	軽度蛋白尿 0.15〜0.49	高度蛋白尿 0.50以上
GFR区分 (mL/分/1.73 m²)	G1	正常または高値 ≧90			
	G2	正常または軽度低下 60〜89			
	G3a	軽度〜中等度低下 45〜59			
	G3b	中等度〜高度低下 30〜44			
	G4	高度低下 15〜29			
	G5	末期腎不全(ESKD) <15			

ただし，症状の程度が疾病ごとの重症度分類等に該当しない軽症者でも，高額な医療を継続する必要がある患者は，医療費助成の対象となる(軽症高額該当)。軽症高額該当については，医療費総額が33,330円を超える月が支給認定申請月以前の12月以内に3回以上ある場合である。対象期間は，申請月から起算して12月前の月，または指定難病を発症したと難病指定医が認めた月を比較して，いずれか後の月から申請日までの期間と定められている。

　指定難病の医療費助成にかかわる自己負担上限額(月額)を表4に示す。自己負担額は，世帯の所得に応じて上限額が定められている。助成の対象となるのは，原則，指定医療機関で受診した際の医療費である。

　手続きの流れは，難病情報センターのホームページ(http://www.nanbyou.or.jp)を参照されたい。保護者(患者が20歳以上の場合は本人)が都道府県の担当窓口に難病指定医の診断書を含む必要書類を提出すると，都道府県で審査され，認定後に「医療受給者証」が交付される。このため，指定医療機関を受診し，難病指定医により診断書を発行してもらうことが必要となる。指定医療機関の難病指定医のみが指定難病の診断を行うことができる。難病情報センターホームページに各都道府県の指定医(http://www.nanbyou.or.jp/entry/5309)および指定医療機関(http://www.nanbyou.or.jp/entry/5308)が案内されている。有効期限は，申請日から原則1年以内で，病状の程度・治療の状況から医療を受けることが必要と考えられる期間である。ただし，特別な事情があるときは，1年3カ月を超えない範囲で定めることができる。有効期間を過ぎて治療継続が必要な場合は更新の申請を行う。

表4. 指定難病の医療費助成にかかわる自己負担上限額(月額)

(単位：円)

階層区分	年収の目安(夫婦2人子1人世帯)		自己負担上限額(外来＋入院) (患者負担割合：2割)		
			一般	高額かつ 長期※	人工呼吸器 等装着者
生活保護	−		0	0	0
低所得 I	市町村民税非課税(世帯)	本人年収〜約80万円	2,500	2,500	
低所得 II		本人年収　約80万円超〜	5,000	5,000	
一般所得 I	市区町村民税課税以上7.1万円未満(約160万円〜約370万円)		10,000	5,000	500
一般所得 II	市区町村民税7.1万円以上25.1万円未満(約370万円〜約810万円)		20,000	10,000	
上位所得	市区町村民税25.1万円以上(約810万円〜)		30,000	20,000	
入院時の食事			全額自己負担		

※「高額かつ長期」とは，月ごとの医療費総額が5万円を超える月が年間6回以上ある者(例えば医療保険の2割負担の場合，医療費の自己負担が1万円を超える月が年間6回以上)

難病情報センター「患者さんの自己負担上限額について」から引用. http://www.nanbyou.or.jp/entry/5460(2019.3.25アクセス)

索引

腎疾患の移行期医療支援ガイド -IgA腎症・微小変化型ネフローゼ症候群-

定　価	本体 2,500 円＋税
発　行	2019 年 7 月 1 日　第 1 刷発行
編　集	厚生労働科学研究費補助金難治性疾患等政策研究事業（難治性疾患政策研究事業）難治性腎障害に関する調査研究班
発行者	株式会社 東京医学社
	代表取締役 蒲原 一夫
	〒 101- 0051　東京都千代田区神田神保町 2-40-5
	編集部　TEL 03-3237-9114　販売部　TEL 03-3265-3551
	URL：https://www.tokyo-igakusha.co.jp　E-mail：info@tokyo-igakusha.co.jp

デザイン・制作　西野 知美

印刷・製本　三報社印刷株式会社

本書に掲載する著作物の複製権・翻訳権・上映権・譲渡権・公衆送信権（送信可能化権を含む）は (株) 東京医学社が保有します。

ISBN 978-4-88563-711-7

乱丁，落丁などがございましたら，お取り替えいたします。

正誤表を作成した場合はホームページに掲載します。